10秒からはじめる
『骨ストレッチ』

【著者】松村 卓

新星出版社

はじめに

継続は力なりー継続するコツは「かんたん・ラク・楽しい」

最近、サーブ（硬式テニス）のスピードが速くなってきました！

と嬉しそうなお顔で話してくださる新星出版社の富永社長ですが…はじめてお逢いした2022年11月のときは腰痛に悩まされ腰の手術をして固定用のボルトが3本も入り、コルセットをして歩くことも前屈することもままならない状態でした。

その場ですぐにできる範囲の骨ストレッチをお伝えしながら、硬くなってしまった部分をほぐして差し上げると神妙な面持ちでした。

体験直後に私に向かって仰った言葉が…

こんなに簡単で、やっている感が全然ないのに
なんでこんなにラクになるのですか？

歩くスピードが速くなり、前屈も最初よりも曲がるようになり、半信半疑のお顔が印象的でした。

テニスをレッスンプロから習うくらい真剣にフィジカルを鍛えてきた富永社長からすれば、骨ストレッチはある意味、対極のものに感じて物足りないと思ったのでしょう。

２０２３年２月から骨ストレッチ講習会に参加していただいて１年後、前屈は楽々と床に着くようになり、肩関節周りや股関節周りの柔軟性や可動域も向上しました。

また、インナーマッスル（深層筋）も効果的に鍛えられたことでスピード＆パワーアップにつながり、大好きなテニスが再開できるかどうかを心配されていらっしゃいましたが、「ラクに疲れず楽しくできるようになり、しかも以前よりもパフォーマンスが上がり、ますますテニスが楽しくなってきました」と素敵な笑顔で話すお顔を見られて幸せな氣持ちになりました。

このお話はすべて実体験をお伝えしている訳ですが、氣になる富永社長の年齢はいくつだと思いますか?

御年62歳です。

一般的には年齢を重ねる毎に筋力は衰え、筋肉や関節の柔軟性や可動域は低下していくと言われています。人生100年時代を迎え、足腰を鍛えて膝や腰を傷めないようにと運動し、フィジカルを鍛えなければと頭ではわかっているけれど、日々の忙しさでなかなか時間が取れなかったり、継続することができなかったり、しんどくて億劫になったりと、満足いく結果を得るまえにやめてしまう人も多いと思います。

理由は様々ですが、大抵は「難しい・苦しい・しんどい」だと思います。このメソッドを3か月続けたら効果が出ますよと言われても、続けられる人は少ないと思います。また、筋肉をつければ大丈夫とばかりに闇雲にトレーニングを行った結果、首・肩こり、背中痛、膝痛、腰痛に悩まされ、整体や整骨院に通う人がいることも事実です。

〝継続は力なり〟

と言いますが、継続するコツは「かんたん・ラク・楽しい」ことで、氣楽に長く楽しく取り組むことが可能です。

骨ストレッチは特別な器具や道具も広い場所も要りません。畳1畳あれば十分です。メソッドもかんたん過ぎて拍子抜けするかもしれません。家事の合間、仕事の合間、お風呂上がりなど、ちょっとした空き時間に取り組んでいただければ大丈夫です。

骨ストレッチを1日3分コツコツと続けるだけで日に日にあなたの体が喜んでいることがわかってきます。心地好さと違和感を通じてメッセージを届けてくれます。

あなたの理想に近づくお手伝いができれば幸いです。

松村《まつむら》 卓《たかし》

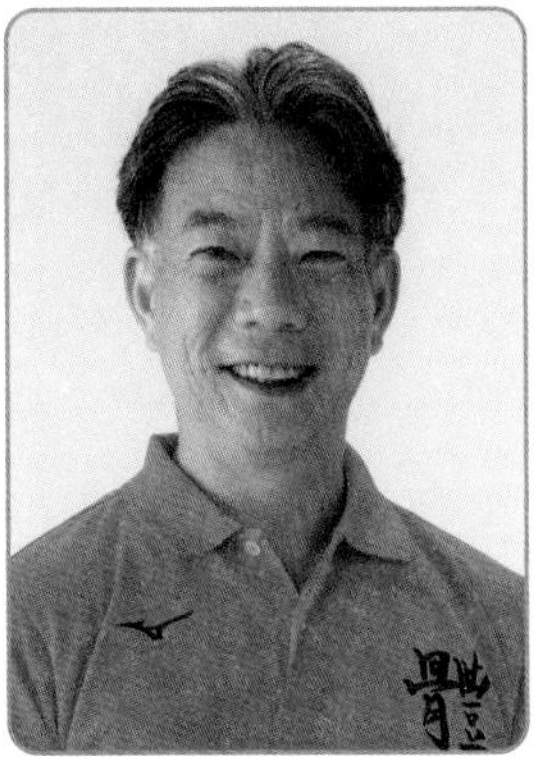

もくじ

ダブルTシートの活用のしかた

STAFF
デザイン　橋本千鶴
写真＆動画　大久保恵造
ヘア＆メイク　村上まどか
スタイリング　神野里美
モデル　木村雅己
ちなつ（サトルジャパン）
編集協力　リュクス

本書&動画の特徴

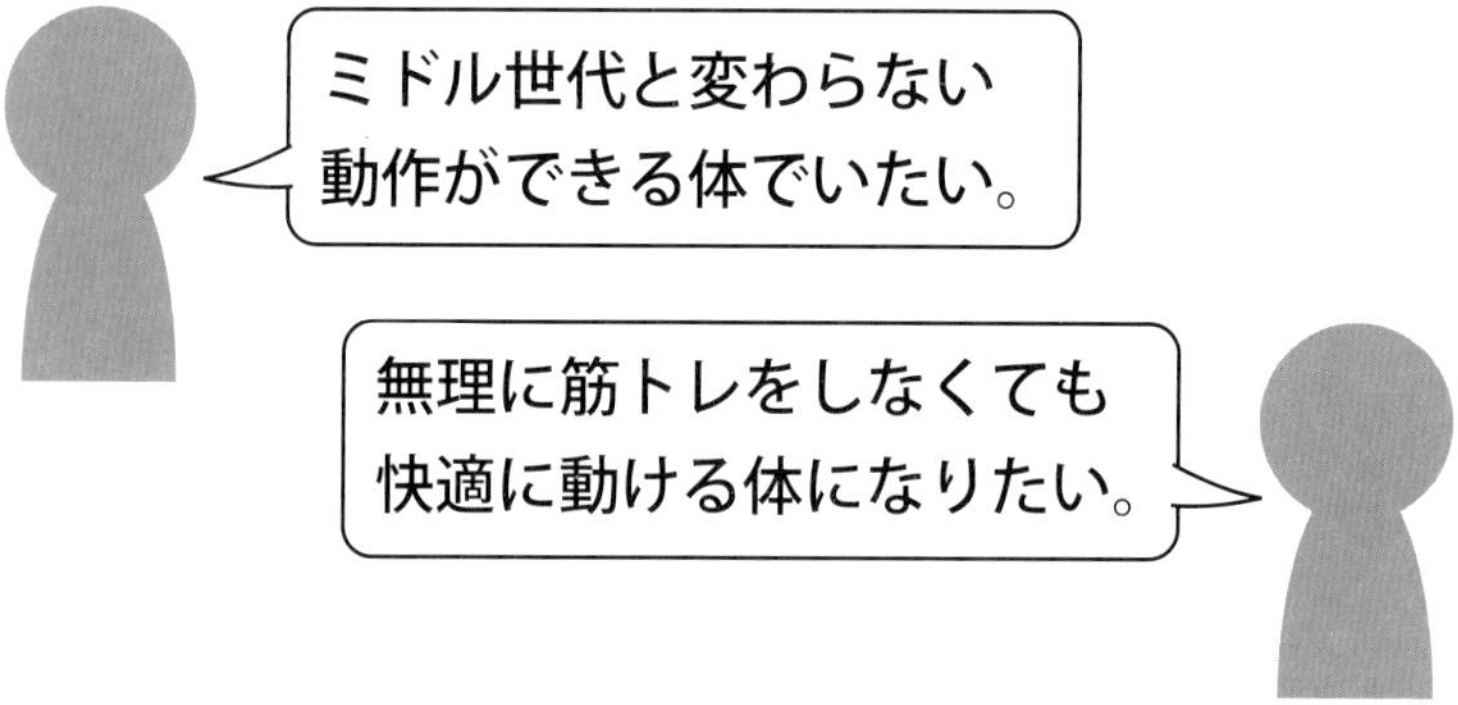
ミドル世代と変わらない
動作ができる体でいたい。
無理に筋トレをしなくても
快適に動ける体になりたい。

シニアに共通する願いを「骨ストレッチ」が叶えます。

骨ストレッチは背伸びをする、立ち上がるなど、日常動作並みに簡単、シンプル。なのに骨格や筋肉のバランスが良くなり、関節の動きも向上します。その原理をわかりやすく解説します。

PART1

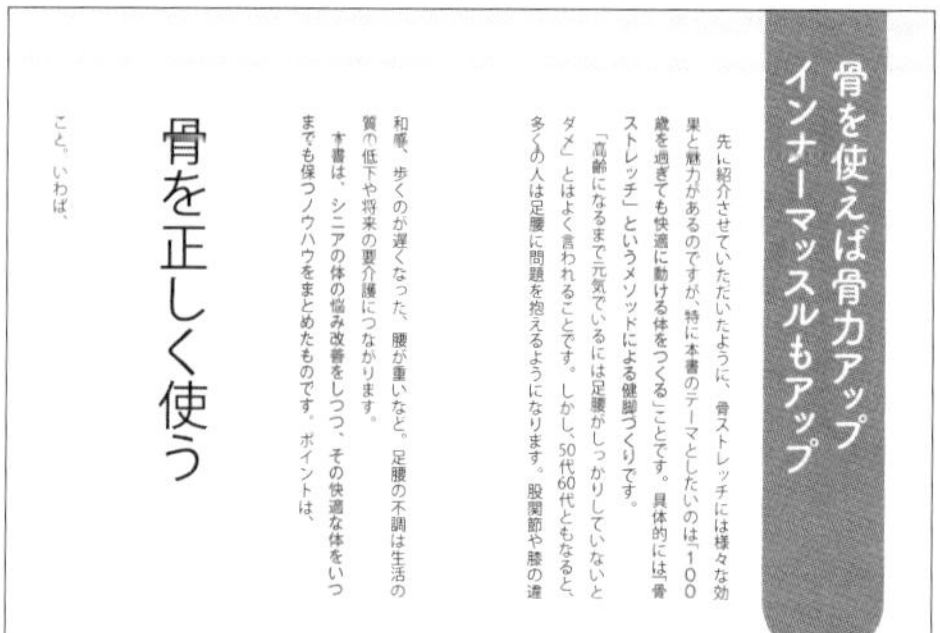

骨を使えば骨力アップ
インナーマッスルもアップ

先に紹介させていただいたように、骨ストレッチには様々な効果と魅力があるのですが、特に本書のテーマとしたいのは「100歳を過ぎても快適に動ける体をつくる」ことです。具体的には「骨ストレッチ」というメソッドによる健脚づくりです。

「高齢になるまで元気でいるには足腰がしっかりしていないとダメ」とはよく言われることです。しかし、50代60代ともなると、多くの人は足腰に問題を抱えるようになります。股関節や膝の違和感、歩くのが遅くなった、腰が重いなど。足腰の不調は生活の質の低下や将来の要介護につながります。

本書は、シニアの体の悩み改善をしつつ、その快適な体をいつまでも保つノウハウをまとめたものです。ポイントは、

骨を正しく使う

こと。いわば、

37

36

スマホやタブレット、PC で動画が見られます。

本書掲載の「ケア」、「ドリル」の全てを著者自身の解説による動画で見ることができます。

PART2

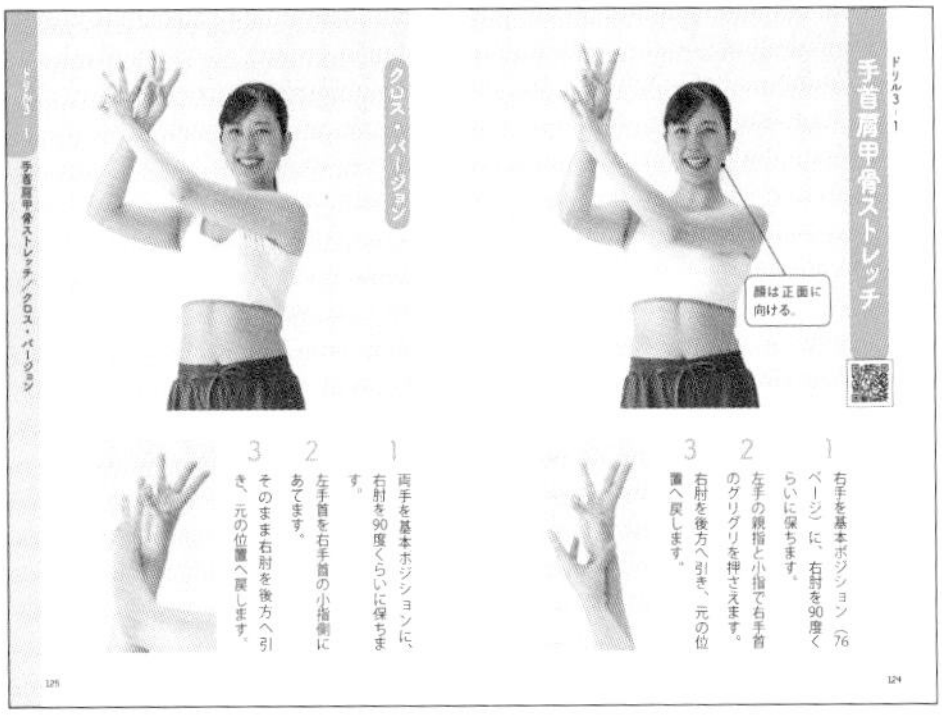
ドリル3－1

手首肩甲骨ストレッチ

顔は正面に向ける。

1 右手を基本ポジション（76ページ）に、右肘を90度くらいに保ちます。

2 左手の親指と小指で右手首のグリグリを押さえます。

3 右肘を後方へ引き、元の位置へ戻します。

124

ドリル3－1

手首肩甲骨ストレッチ／クロス・バージョン

クロス・バージョン

1 両手を基本ポジションに、右肘を90度くらいに保ちます。

2 左手首を右手首の小指側にあてます。

3 そのまま右肘を後方へ引き、元の位置へ戻します。

125

「ダブルTシート」がダウンロードできます。

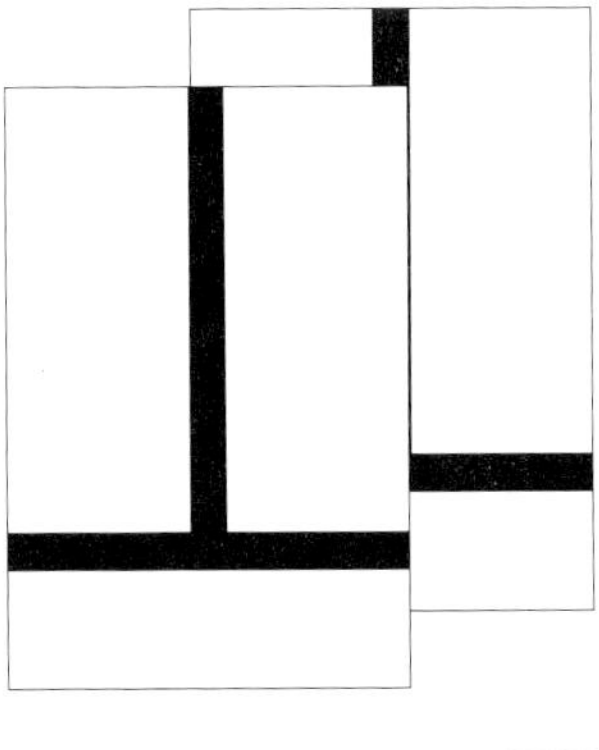

活用のしかた
▼
66 ページ

良い立ち方が身に付くオリジナルのシートです。良い立ち方は人生を変えるほど重要です。

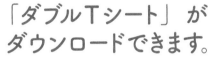

動画の見方

● QR コードをスマートフォンやタブレット型パソコンなどに付属のカメラで読み取ってください。

※詳しくはご使用になるスマートフォンやタブレット型パソコン等の説明書をご覧になるか、提供元のお問い合わせ先にご相談ください。

・QR コードを読み取ると、最初の画面が表示されます。
・▷マークをクリックすると動画がスタートします。
・画面に触れると、設定のためのボタンなどが表示されます。

※機種により表示が異なる場合があります。

●動画は本書をご購入の方向けの特典です。

※動画は一般には公開されておらず、ダウンロードはできません。

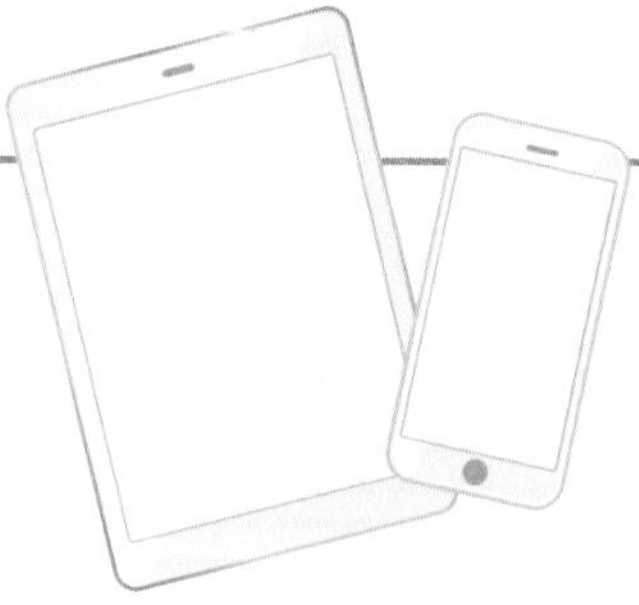

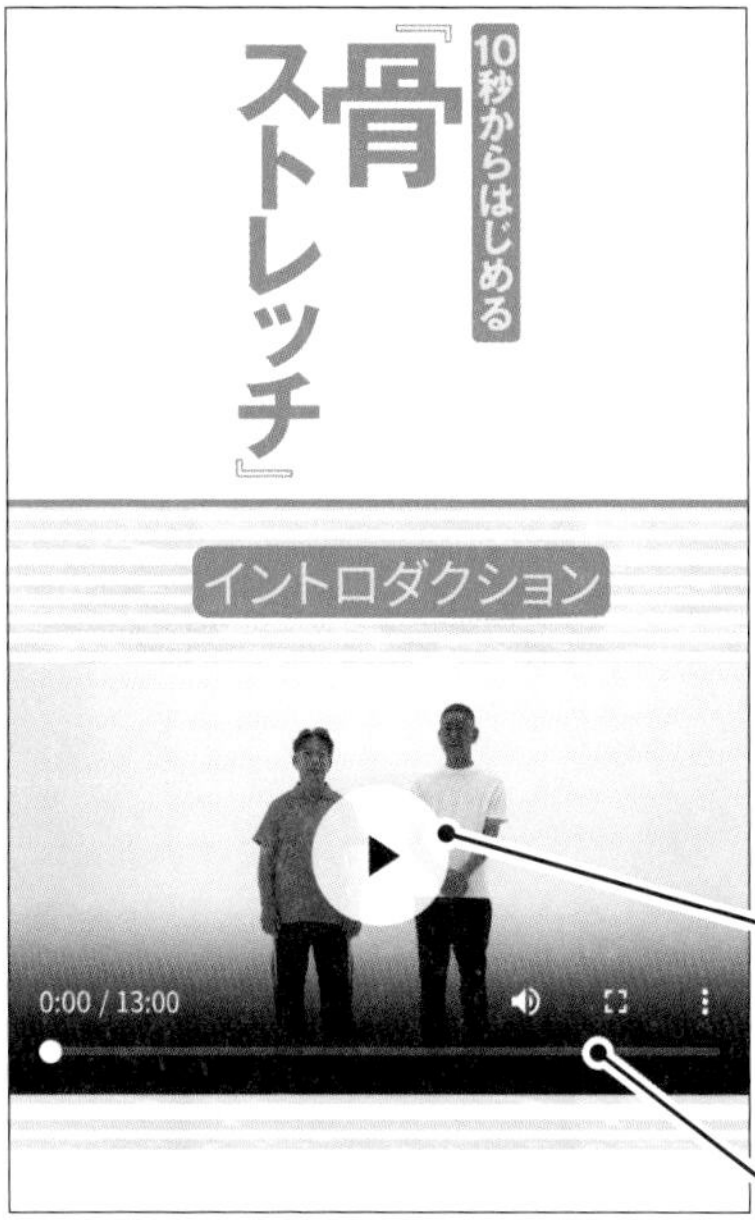

この画面は一例です。
機種等により画面の表示は異なります。
動画の操作方法は各機種の説明書をご覧になるか、提供元にお問い合わせください。

▶動画をスタート。
|| 動画を一時停止。

左右にスライドして動画を戻したり進めたりできます。

全動画を通してご覧いただくことができます。

以下の QR コードまたは URL から、全動画を通してご覧いただくことができます。

https://www.shin-sei.co.jp/honestretch/H-all.html

「ケア」「ドリル」のそれぞれの動画は、掲載ページの QR コードからご覧ください。

イントロダクション

骨ストレッチを初めて体験！

足首まわし

→106ページ

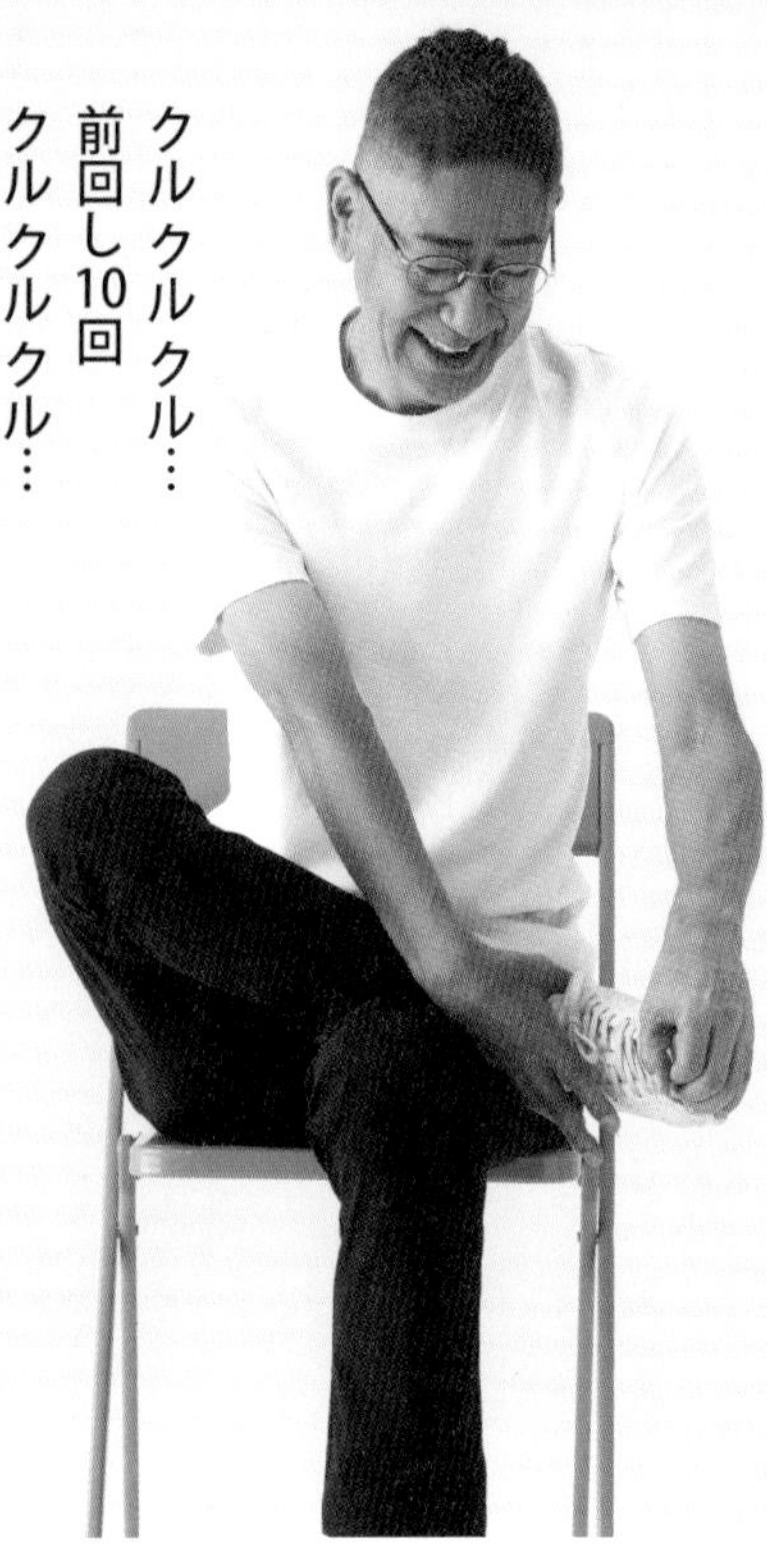

クルクルクル…
前回し10回
クルクルクル…
後ろ回し10回

室内のちょっとした段差でつまづいてしまうシニアが続出！ 骨折の原因にもなるので、とても危険です。

通常は腿上げなどのトレーニングを勧められますが、足首を回すだけでつまづきや転倒を防ぐことができるとしたら？ やってみたいですか？

骨ストレッチ未体験の木村さんにトライしてもらいました。

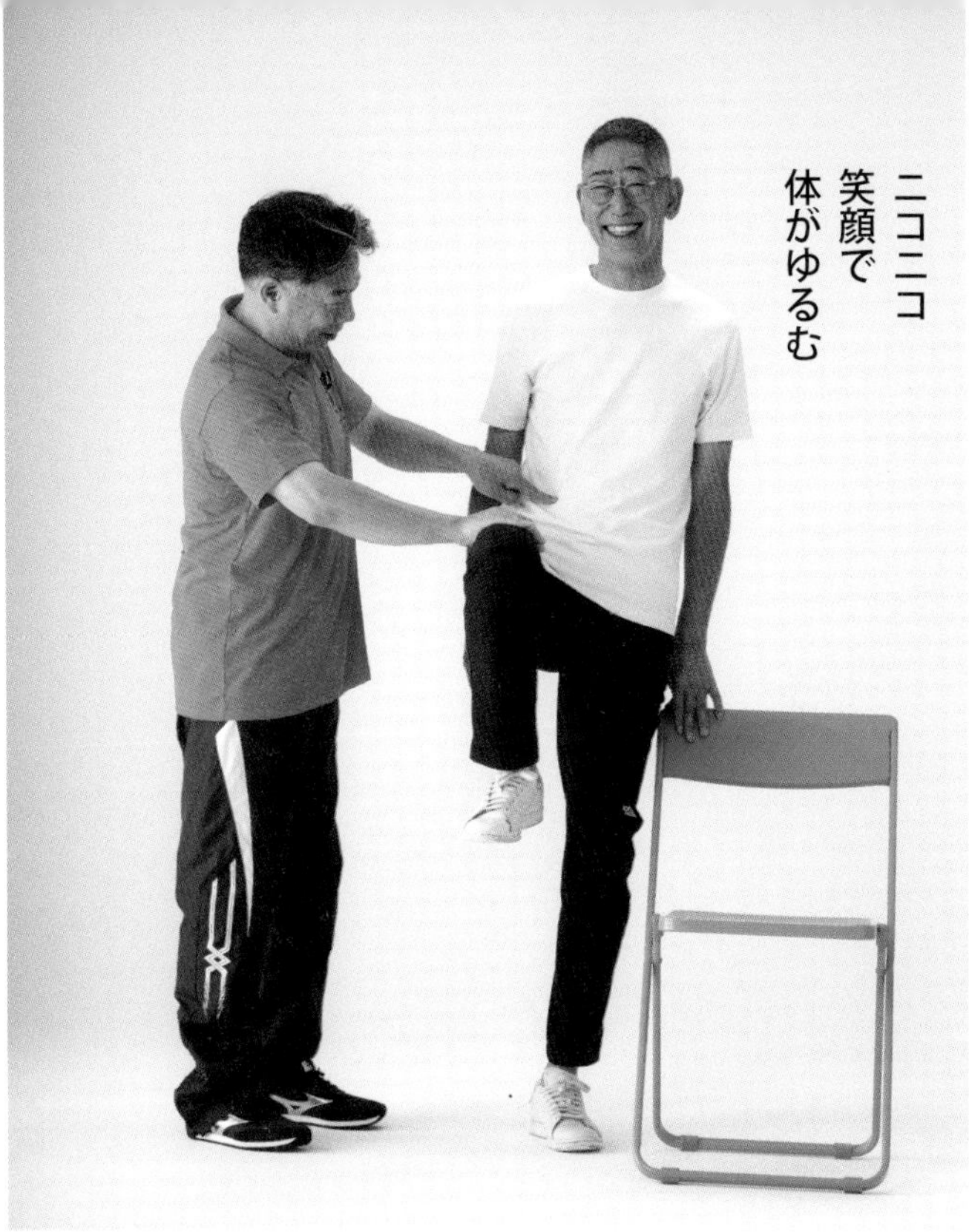

右の足首まわしが終わったところで立ち上がり、右脚を上げてもらうと…スッと高く上がります。上から負荷をかけられても、右脚の高さをキープできる木村さん。

「お腹の力で脚を引き上げている感じです」

そのヒミツは…、

- 足首周りがほぐれる
- インナーマッスルの大腰筋（背骨と大腿骨をつなぐ）がゆるんで働きやすくなる
- 体幹から脚がスッと上がる
- 転倒防止につながる！

手首スクワット

→138ページ

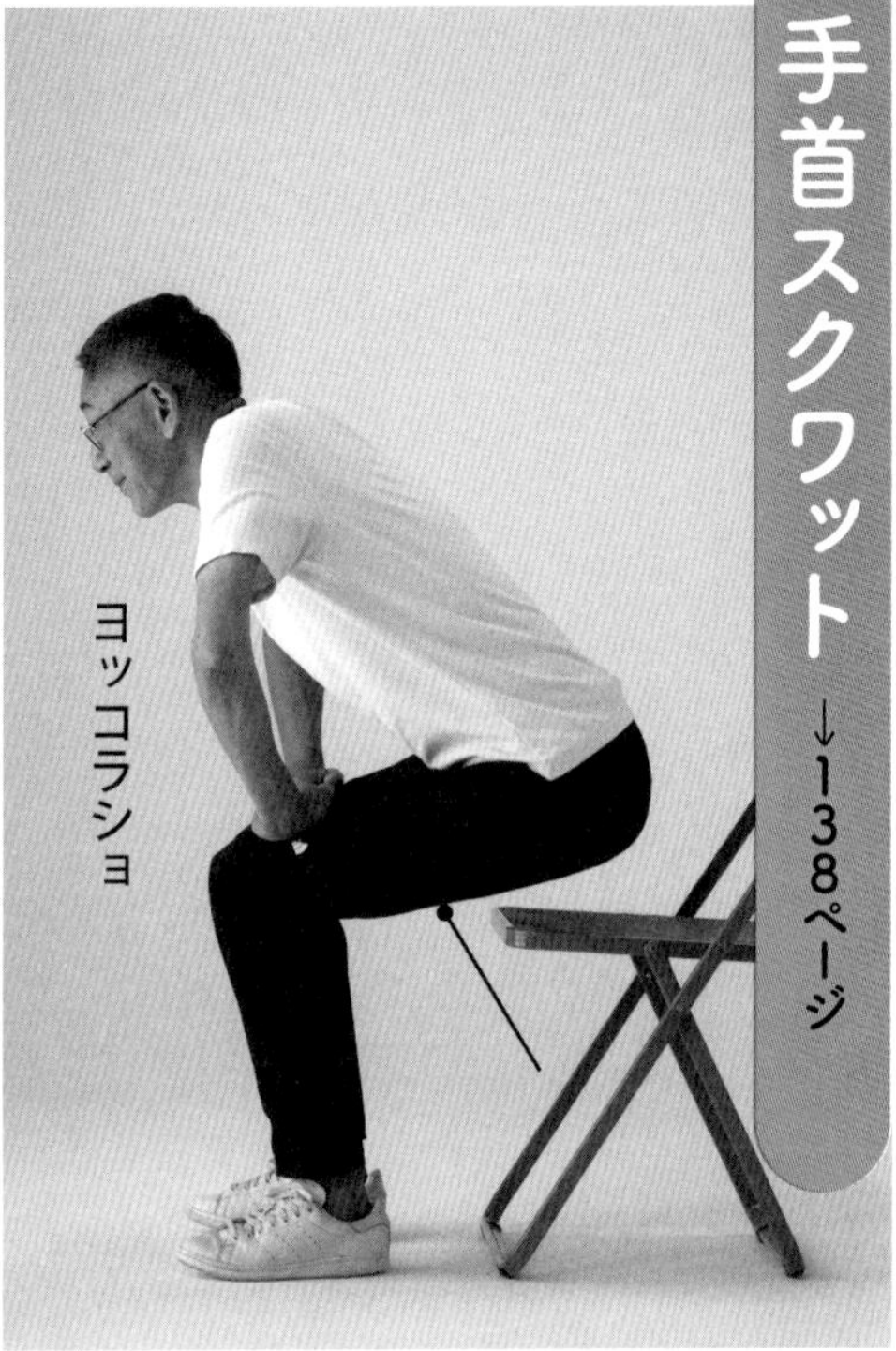

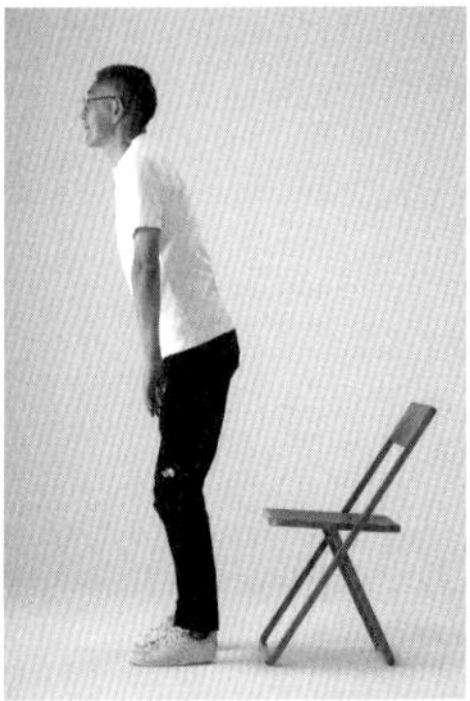

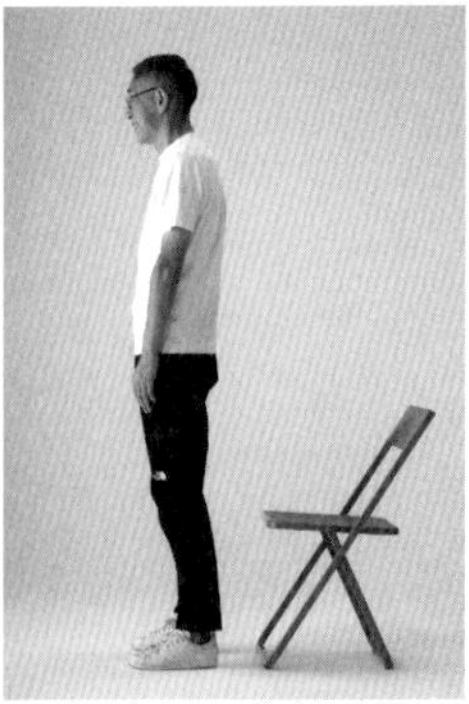

立ち方を間違えると、膝痛、腰痛になりやすいことを知っていましたか？

わずかな差ですが、立ち方を直すだけで、体が傷みにくくなります。

木村さんにいつものように椅子から立ってもらいました。

鼠蹊部を詰まらせて「ヨッコラショ」と主に腿の前の筋肉を使って立っていますね。この立ち方を続けると、腿の前の筋肉が固まってしまい、腰痛になりやすいですよ。

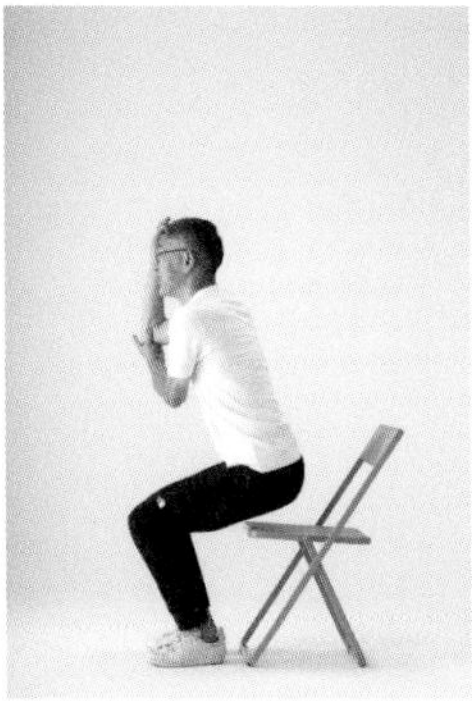

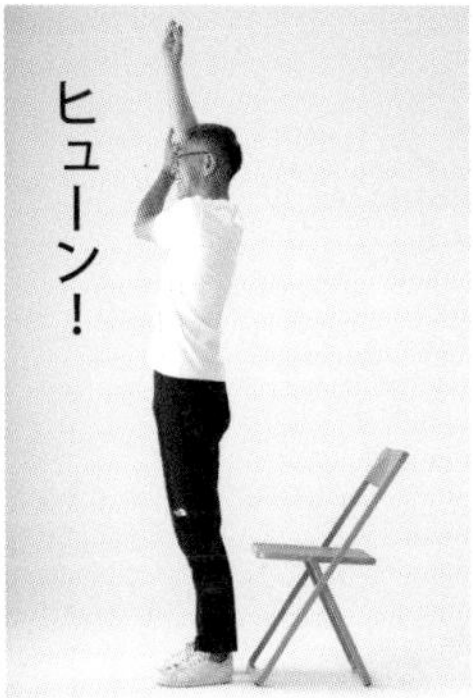

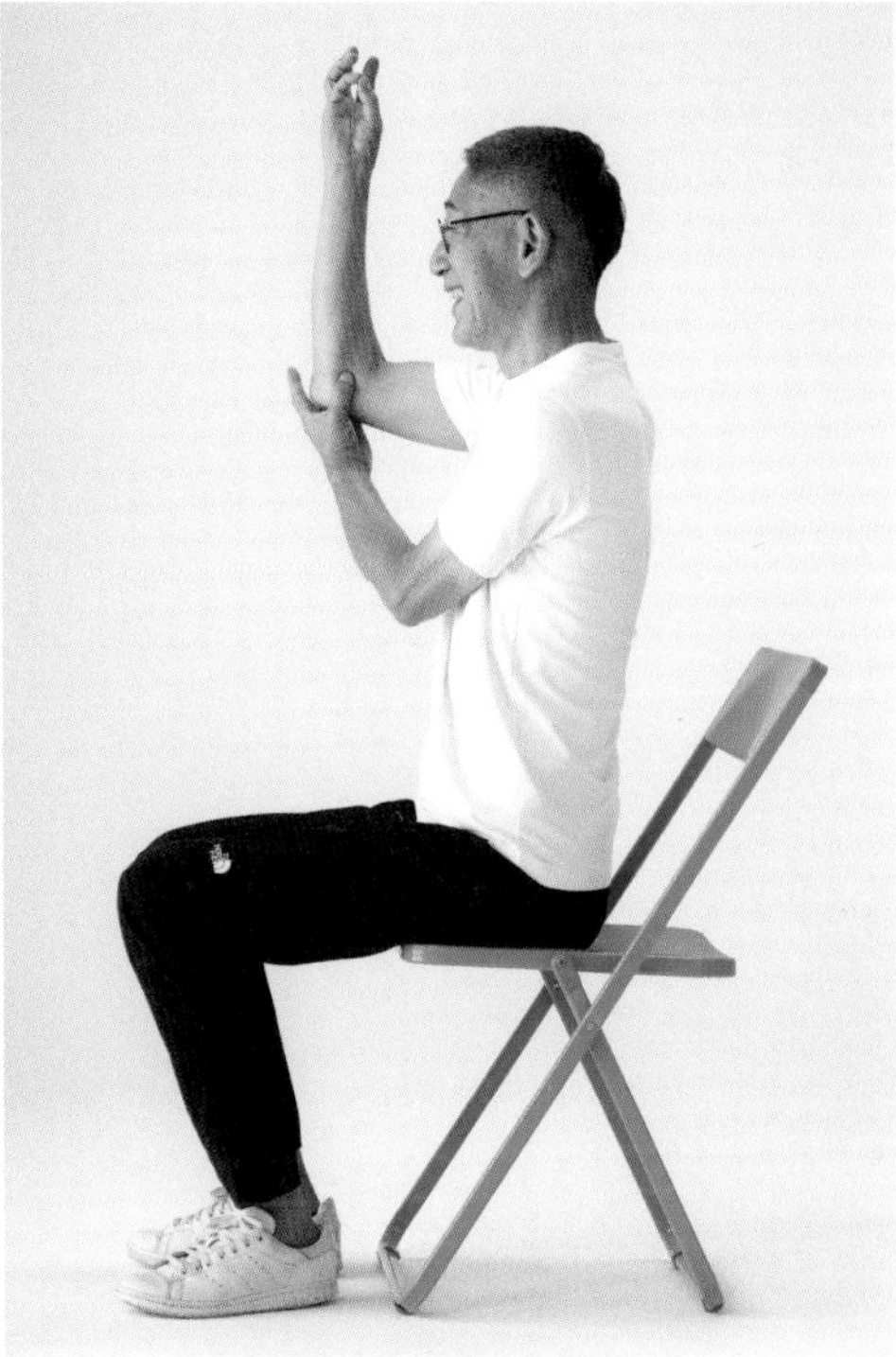

骨ストレッチの立ち方（肘バージョン）です。

ロケット花火が飛ぶように、ヒューーン！

腿の前ではなく、エンジン側のおしりと背中、お腹のインナーマッスル（体幹筋）を使って立ち上がる動作をしていますから、全身のバランスがとれます。

関節や筋肉に余分な負荷がかからないので、体が固まりにくくなります。

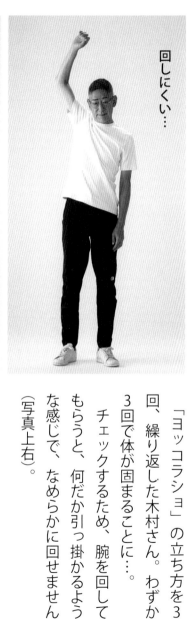

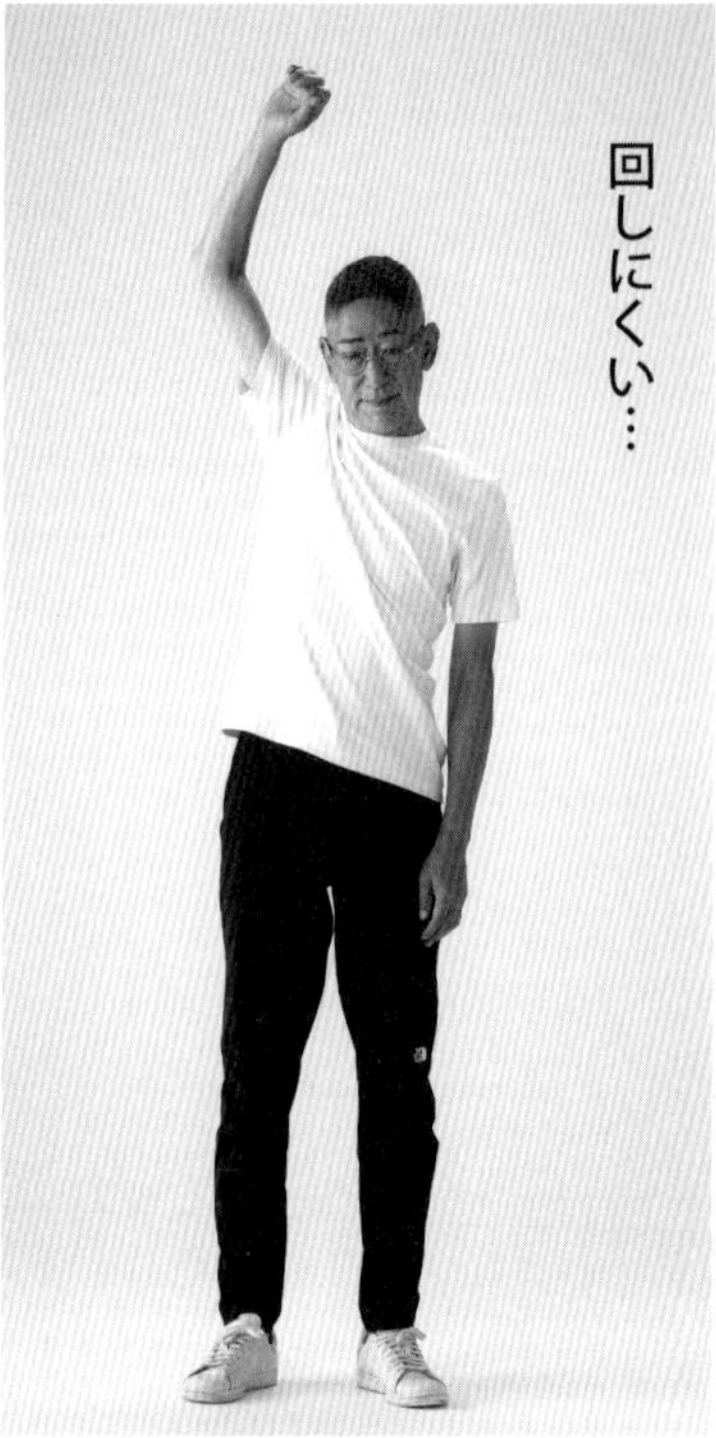

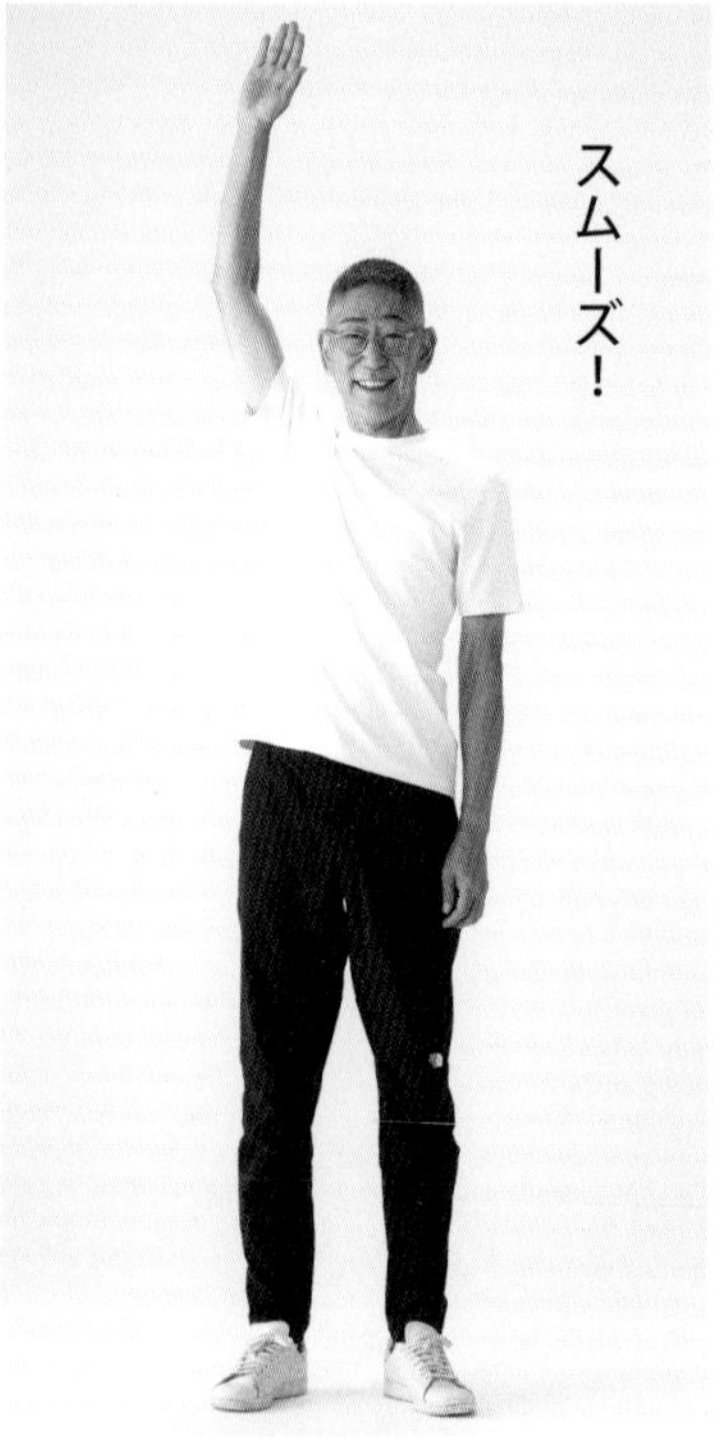

「ヨッコラショ」の立ち方を3回、繰り返した木村さん。わずか3回で体が固まることに…。チェックするため、腕を回してもらうと、何だか引っ掛かるような感じで、なめらかに回せません（写真上右）。

骨ストレッチの立ち方なら、3回繰り返した後でもなめらかに回すことができました（同上左）。

木村さん、お疲れさまでした！

PART 1

骨ストレッチの効果

真□頂・□格・背□□に当てはまる漢字1字は？

「骨」を含む慣用句やことわざをいくつ挙げられますか？

骨が折れる　骨がある

骨折り損のくたびれ儲け　換骨奪胎《かんこつだったい》

などなど、いくらでも挙げられそうですね。

例えば時代劇などで武士が「お前の骨は拾ってやる」と言えば、

それはお前の遺志を受け継いでやるということ。

私が特に好きな言葉。

真骨頂

「真骨頂」は、「真（まこと）」の「頂（いただき）」は「骨」にあると読めます。

また、「真髄」は、「真」は「骨」に「有（ある）」と書きます。

「我が意を得たり」という言葉をご存知でしょう。もともとは中国のお師匠さんが、お弟子さんの修行の進歩状況を表す言葉だったそうです。最初が我が皮を得たり。進むに従って我が肉を得たり。我が骨を得たり。最後に我が髄を得たり。

皮や肉が体の表面にあるのに対して、骨や髄は体の奥にあることから「本質」を意味する語となったのでしょう。

あなたは骨の大切さが、骨身に染みてわかっていますか？　もしそうなら、骨ストレッチというメソッドがもたらす効果をすぐにでも体感できるでしょう。

若々しくモテモテ物語の主人公はあなた

骨ストレッチの教室には、シニアの方もたくさん参加していただいています。そこでよく聞くのが、「友達と旅行に行きたいが、歩くのが遅いから遠慮していました。また速く歩けるようになって、旅行にも行けるから楽しい」。「銀座に出かけるのが人生の楽しみだったけれど、タクシーを降りてから、お氣*に入りの売場まで歩いていけない。骨ストレッチをやって、また買い物ができるのが嬉しい」という方もいます。そんな声を耳にすると、こちら

＊本書では旧漢字の「氣」を使用しています。

の方が泣いてしまうくらい嬉しい。目の前に困っている人がいて、骨ストレッチを喜んでやってくださっている。笑顔のまま帰ってもらえたらいいな。そんな思いで指導を続けています。

誰でもコリや痛みがあったら嫌でしょうし、自分の体が老いていくという不安があるでしょう。完璧な体にはできないにしても、骨ストレッチをお伝えするというご縁をいただいて、皆さんが日常を楽しく過ごせたり、お仕事が快適にできるようになるのであれば、こんなに嬉しいことはありません。

教室にいらっしゃる方は、一人一人が物語の主人公だと私は考えています。若々しくモテモテで、どこでも好きな所へ歩いて行ける主人公にしたい方は、ハッピーな物語にするために1日わずか3~5分を骨ストレッチに費やしてみてはいかがでしょうか。

「何でこうなるの」かって？
体は即！変えられるのです

骨ストレッチの教室に来られる方が気にされている体の不調で最も多いのは、膝痛、腰痛、肩こりです。他にも、

猫背なので姿勢をきれいにしたい。
ゴルフが上手くなりたい。
速く走りたい。
痩せたい。

小顔になりたい。

整体の技術を高めたい。

ヨガや太極拳のスキルアップ。

などなど。趣味の方からアスリート、体のケアを職業にされている方まで、目指す内容はさまざまです。

そういう方々であっても本音は…


つらくしんどいトレーニングはできればやりたくない。

ラクに体を変える方法があれば、そちらがいい。

それが正直な人間の姿だと思います。

骨ストレッチの教室に来られたほぼ全員が口にされる言葉があります。

「何でこうなるの？」

ごく簡単な動作（それが骨ストレッチなのですが）で体の動き（関節の可動域や歩行能力など）が変わるのを即、体感できてしまうからです。

はじめて体験された方は「これってマジック？」「トリックでしょう？」といった顔をされます。

昭和世代の方は、いわゆるスポコンのアニメに親しみ、自身もそのような教育を受けてきたでしょう。体のパフォーマンスを高めるには、ハードな運動が必要だと思い込まされていませんか？でも、かつては常識だった「練習中は水を飲むな」や、うさぎ跳びの苦しいトレーニングなどは今や非常識です。

腕立て伏せ目標100回、懸垂目標20回…などと頑張ってこられた昭和世代の方にこそ、楽で簡単に体を変えられる骨ストレッチを体験していただきたいと思います。

日に日に若返るヒミツを教えてあげたい

骨ストレッチの教室に通ってこられるシニアの中に、80代の元気な女性がいます。可愛らしくてお色氣も感じさせ、お茶目でお洒落。私もそうなりたいと思うくらいお元気です。

お友達に「なんでそんなに若いの？」と尋ねられるそうです。膝を怪我して、横断歩道も渡れなかった方です。それが今では横断歩道をスキップして渡れるのだとか。教室で息が上がるほど骨ストレッチをやるのかといえば、そうでもなく、ニコニコしながら体を軽く動かす程度に楽しむだけ。いっそう元氣になって帰っていかれます。教室に通われる方は皆、「なんであなたはそんなに若いの？」「日に日に若返ってない？」と驚かれます。体が変わっていく喜びを体感すれば、氣持ちだって若返るでしょう。

体が動くから楽しい。ゴルフやテニスの練習をしても疲れにくい。質の高い練習がずっとできる。歳を重ねれば、練習量は普通は下がります。それが逆に練習の量も質も上がる。「筋トレ」のように従来の筋肉をターゲットにしたトレーニング法では考えにくいことが起こっています。

私の同級生は「胸についていた筋肉がお腹に落ちた」と笑っていますが、私は今、自分史上一番、最高に動けていて、私自身が骨ストレッチの魅力のとりこになっています。

「これだけでいいの？」はい、これだけでいいんです

教室にご夫婦で参加されている方も多くおられます。どちらか一方の方が股関節の動きが悪くなったり、膝や腰、肩の痛みなどが取れないということではじめに参加され、楽になったのでパートナーと健康づくりのために通うようになったというようなケースです。「教室に月1回来ると体の調子が良い。体が1か月保つみたい」と言います。ご夫婦で**整体を受けに来ているような感覚**なのでしょう。

二人そろって長く健康で仲良く生きていきたいから、健康増進のために骨ストレッチを続ける。素敵なご夫婦の関係だと思います。

健康法に限らず、女性も男性もできるだけ楽をしたい。骨ストレッチは「これだけでいいの？」と疑ってしまうほど楽なメソッドです。楽なのだけれど、今まで試した筋トレやストレッチでは手に入れられなかった快適に動ける体に自然になっている。

超が付くほど簡単で楽なメソッドですから、体力や運動能力に差があったとしても、ご夫婦でも、お一人でも実践していただきやすいと思います。

１００歳を過ぎても元氣で快適に過ごせる体をともに目指しましょう。

骨を使えば骨力アップ インナーマッスルもアップ

先に紹介させていただいたように、骨ストレッチには様々な効果と魅力があるのですが、特に本書のテーマとしたいのは「100歳を過ぎても快適に動ける体をつくる」ことです。具体的には「骨ストレッチ」というメソッドによる健脚づくりです。

「高齢になるまで元氣でいるには足腰がしっかりしていないとダメ」とはよく言われることです。しかし、50代60代ともなると、多くの人は足腰に問題を抱えるようになります。股関節や膝の違和感、歩くのが遅くなった、腰が重いなど。足腰の不調は生活の質の低下や将来の要介護につながります。

本書は、シニアの体の悩み改善をしつつ、その快適な体をいつまでも保つノウハウをまとめたものです。ポイントは、

骨を正しく使う

こと。いわば、

骨力を上げる

ことが100歳を過ぎても元氣に生きる秘訣であることをお伝えします。その際に重要なのは、

足と背骨のアーチ

あなたの二つのアーチ（足の骨のアーチと背骨のアーチ）は大丈夫ですか？　骨ストレッチのメソッドで改善していきましょう。一般のストレッチは「大腿四頭筋を伸ばす」というように筋肉を意識します。骨ストレッチは、骨格やその連動などをベースにしています。骨格が動くときはインナーマッスル（深層筋）が働くので、

インナーマッスル

を鍛える効果も得られるメリットがあります。

パフォーマンスの元はあなたの体に備わっている

先に述べたように骨ストレッチにはインナーマッスルを鍛える効果があります。シニアの方にも筋トレは必要だと言われています。それはそうなのですが、シニアの筋トレは、若い人の筋トレとは違うだろうと私は考えています。

軽自動車にF1のタイヤを合わせようとは思いませんよね？　たとえ装着できたとしても、それだけ高速で走る性能はないので、走ればどこかに歪みが出るでしょう。筋肉の場合も、体幹とのバランスを考えずに手足ばかりを鍛えたり、腹筋ボコボコを目指したりするのは問題あり。誤った筋トレで腰痛になったり関節の動きが悪くなったりした方を大勢見ています。全身を使う動きの中で必要な筋肉を強くするのが望ましいのです。

私がお伝えしたいのは、トレーニングの際に骨をもう少し意識してもらうと、骨と関節と筋肉のハーモニーでもっと楽に効果が上げられますよということです。

あなたが持っている元々の体を100%使えるようにするメソッドともいえる骨ストレッチ。仮に今、パフォーマンス能力の50%しか使っていないとしても、60～70%にするだけでもより快適な体になります。体の声を聞かずにいきなり130%、150%目指そうとすると疲れてしまい、ときに支障が出たりします。

24時間、姿勢良くできる？無理よね。それなら？

本書のキーワードである土踏まずのアーチと背骨のアーチ。これら二つのアーチに体重を分散させ、関節にかかる負担を軽くしているのが人間という生き物。膝や腰、肩などの痛みは、多くの場合、アーチの崩れに関係あり、とみていいでしょう。

座りすぎの弊害が指摘されている私たち現代人。スマホやPCに向き合う時間も長く、猫背になるのも無理はありません。靴で足指本来の動きが制限されてしまいがちなことにも問題があります。足指を正しく使わないと歩く力が衰えてしまいます。つまり大事な二大アーチを崩してしまう生活になっているのです。かといって24時間姿勢よくは無理なこと。だからこそ、短時間で効果が得られる骨ストレッチでのケアをお勧めします。

「姿勢を良くして！」と言われて、背筋をピンと伸ばした経験はありませんか？　残念ながら、それでは猫背は解消できません。背骨だけ独立して存在するわけではないからです。背骨は手や腕の動きと連動し、下半身の骨格や関節に支えられています。手指や足指などがうまく動かないと、姿勢にマイナスの影響が及びます。ですから本書では、２大アーチを整え直すために、手指や足指のケアを紹介しています。簡単なケアですが、これだけでも歩く力がパワーアップするのを感じるはずです。

「ない」にこだわらず「ある」を活かして倍々に

着物の背中の家紋には「背筋をきちんと伸ばして家紋を見せなさい」という意味合いがあり、だから昔は猫背の人が少なかったのだと教わったことがあります。

家紋が生まれたのは武家社会。敵味方を判別する目印になり、戦での功名を印象付けるためにも家紋は必要だったといいますから、なるほど、家紋で猫背少ない説は正しいかもしれません。

ところで、「あなた若いわね」と言われる人で猫背の人はいるでしょうか？　シニアは特に姿勢が良ければ、「若いわね」と言われる確率が高くなります。

骨のない人はいないのに、使い方を知らない。体育の授業でも習いません。私に言わせれば、体に1億円当選の宝くじを持っているのに使わないようで、もったいない。

「ある」から始めれば幾らでもプラス、あるいは倍々となるのに「ない」もの（筋肉など）を得ようとしてうまくいかず、体のリメイクがいつまでもできない。姿勢も悪いまま。マイナスから始めているから、マイナスからなかなか抜け出せないのです。

根性がない、筋力がないと自分を責めなくても大丈夫です。骨格をきちんと使う骨ストレッチを行えば、筋トレもできて、骨も丈夫になります。

親指・小指がくっつくとき インナーマッスルが鍛えられる

骨ストレッチのメソッドでみなさんが最も多く持たれる疑問。「なぜ親指と小指を付けるのか」「なぜ親指と小指で押さえるのか」にお答えしたいと思います。

わかりやすい例として、「手首肩甲骨ストレッチ」（124ページ）を見てください。指や腕の動きが制限されるポーズになっています。このまま右腕を後ろへ引こうとすると動きにくさ、窮屈さを感じるはずです。ねらいはそこにあります。骨格の末端が不自由になるので、否が応でも体幹を使って右腕を後ろへ引くことになります。**体幹の筋肉（インナーマッスル）のトレーニング効果が高まる**ということです。

野球のバットもゴルフのクラブも、両手をくっつけた状態で持ちます。モノの持ち方としては窮屈で動かしにくい。ですが、体幹をひねる力をバットやクラブに伝えるには、この窮屈な持ち方がポイントになります。両手を離してバットを持てば腕だけの力で打つことになり、大谷選手でもホームランは難しいでしょう。

骨ストレッチで動かしにくいのは末端部だけで、「やっと私の出番、思うさま動けるのね！」と体幹部は言っているように私には感じられます。

「私にばかり負担が…」膝のぼやきをとめるには？

シニアの脚の悩みで多いのが膝痛です。

「私にばかり負担かけて…」と膝がぼやいているのでは？　膝痛の大きな原因は膝に負担をかけ過ぎていることにあります。

膝痛対策として、まず第一に、次のことを体に覚えさせましょう。

ダブルT立ち

「ダブルT」のシート（66ページ）の使い方は、後ほど具体例を挙げて説明します。姿勢良く立てるようになると、膝に余分にかけていた負担（体重）が小さくなります。

シニアと呼ばれる年代になっても、何の運動もせずにただただボーッとしていると、お尻の筋肉が衰え、猫背の度合いが進みます。膝が前に出てきて、上下動の大きな歩き方になり、膝関節の摩耗が進み、痛みを感じることになります。

すぐにできる膝痛対策は、いかにも「老人らしい」ショボリ姿勢にハッと気づき、シャンと姿勢良く立つ意識を持って、毎日実行することです。

前にも述べたように、お尻の筋肉は歩行で前に進むときのエンジン部分。着地したときの衝撃を吸収し、また地面を押し返すことで推進力につなげる働きをしますから、膝の健康のためにも重要な筋肉です。「手首スクワット」（138ページ）などで鍛えることができます。

また、骨ストレッチで体のリメイクが進むと、体幹の筋肉など体全体を使って歩きやすくなるので、膝関節にかかる負担の割合がいっそう小さくなります。

膝がもっと長持ちするようになりますよ。

「やってる感」はない変化や心地よさがある

骨ストレッチは結果は出るが、「やってる感」がありません。こんなに簡単でいいの？　今までのトレーニングは何だったの？　ギャップが大きい、なかったことにしておこう！　そんな反応を受け取ることもあります。

生きているヒトの体について、１００％の答えは永遠に得られないと思っています。ただ自分にとって心地よいのか、違和感があるのか。おいしいとかまずいとか、好きとか嫌いとか、身体感覚が自分に嘘をつくことはありません。何となく選んだことが、結局ベストな選択だったりするのは、よくあることです。

海外の著名人の「本物ほど説明できない。ニュアンスしか伝えられない」という言葉が印象に残っています。本物、つまり他に類がない、比較したり喩えたりするものがないということですから、表現のしようがないということでしょう。

I feel it in my bones.　私はそれを骨で感じる。

ネイティブインディアンの言葉だそうです。直感でわかり、心地いいとか悪いとかは骨で感じる。なるほどと思います。

骨ストレッチで得られる身体感覚、体の変化や心地良さを大切にしていただきたいと思います。ないものばかりを求めると苦しくなります。あるものを探すことは豊かさにつながります。

「何だか効いているな」が継続のヒケツ

時間に対する人の感覚には興味深いものがあります。
「3分のお時間、ありますか?」と尋ねて
「たった3分なら、ありますよ」と言われても
話が面白ければ、10分でも20分でも聞いてくれます。
「用事があったんじゃないの?」と確認しても
「いいの、いいの」
という具合です。つまらない話なら、1分も経たないうちに

「もう時間がないから」と拒否されます。

メリットがある、楽しい、面白いと感じれば、時間はどんどん進みます。骨ストレッチも最初は「めんどくさいなぁ」と思っても、「あれ、なんだか効いているな」と思えば、「明日もやってみよう。ドリルは他にもあったよね。これがいいかな。」

そうとは意識しないうちに、毎日の3分が5分、5分が7分。気がついたら2~3種目、5種目とやっている。そんな「継続」だったらいいですね。本書のケアやドリルはフルに全部を行っても10分もかかりません。時間的にも氣持ちの面でも継続しやすいメソッドです。

歯磨き、トイレ、背伸びチャンスを逃さない！

体に良いことを習慣にするのって、難しいですよね。ついついスルーしてしまう…。習慣づける一つのやり方は、日常生活の行動と関連づけてしまうことです。

毎日、歯を磨きますよね？　洗面台の床に「ダブルT」のシート（66ページ）をセットしませんか？　歯磨きのときだけでも、その上に良い姿勢で立つようにしましょう。あるいは、トイレから出るときに立つとか。1日に2、3回は立てますね。

または、背伸びをしたくなったら、体をほぐしたいという体からのサイン、「手首背伸び」（128ページ）をするとか。ウォーキングをする前に3分間の「足首まわし」（106ページ）。お風呂上がりや就寝前というのもいいでしょう。

タイミングはいろいろな場面にあります。自分で「ここがいいな」と思うシチュエーションを選ぶのが一番。

でも、食後1時間くらいは運動は基本避けましょう。食後は脳や内臓の血液が消化器に集まって消化吸収の仕事に一生懸命。その仕事に集中させてあげましょう。運動をすると、筋肉に血液が戻ってしまいます。シニアの方は起床して、いきなり運動をはじめるのも要注意。体に負担がかかります。

繰り返しの回数は体に相談してね

それぞれのドリルを繰り返し行う回数は？

10回なら10回と、自分で決めてかまいません。多すぎても実践できないし、少なすぎたら効果は出にくい。この回数だったらできるという、妥当と思える回数にしておきましょう。

10回を目安にしても、7回くらいで「あれ、ほぐれたな」と感じたら、7回で止めていただいても結構です。私がお伝えしたいのは、体の声を聞くということ。

「今日は疲れているから、15回くらいやろうかな」

疲れたときは多めに、調子が良いときは体がほぐれたと思ったら、止めて大丈夫ですよ。

繰り返しの回数は臨機応変に。これも骨ストレッチを習慣にするコツの一つです。

足の指10本ちゃんと使えている？

帰宅後などに「なんだか疲れたなあ」というとき、あなたは何を思うでしょうか。「トシのせいかなあ…」ですか？　あるいは「お酒を控えないと…」とか？　体調のせいにはしても、履いている靴に意識は向かないかもしれませんね。毎日履いている靴のせいで疲労が蓄積している人が実はとても多いのです。靴が腰痛、膝痛などの原因になっていることも少なくありません。

人は歩くとき、足指で地面をつかみ、自然な重心移動で前へ進みます。お尻の筋肉などで生み出される前方への推進力は、ブレーキ役の親指ではなく、中指へと伝えられます。

草履や下駄の鼻緒は中指に推進力が集まるようになっています。足指本来の動きを妨げないので、草履や下駄履きが普通だった昔の人は長距離を歩くことができたでしょう。膝痛や腰痛に悩むということもさほどなかったはずです。

ところが今は足指の動きを妨げる靴を履き続けて、足指の力が衰え、浮き指になっているシニアの方が大勢います。足指が地面（靴底）につかず、足指の付け根で歩いているような状態です。膝や股関節に負担がかかり、疲労や痛みを招くことになりかねません。「シャクトリムシ」（100ページ）のような動きで足指の力を取り戻すことをお勧めします。

そのシューズで地面を感じられる？

先のページ（60ページ）で足指の自然な動きを妨げない靴を履くことが大事だとお伝えしました。私が考案した＊ウォーキングシューズは草履やわらじなど昔の人が履いていたものを、いわば現代風につくり変えた靴です。地面を足裏や足指で感じやすいような工夫もなされています。

この靴を履いて、カート（歩行器）を押していた方がカートなしで何十歩も歩きました。両手に杖を持っていた方が杖なしで歩きはじめました。私の眼前のリアルなシーンです。何か月後という話ではなく、歩行能力が瞬時に高まります。

この靴で職場に向かったある女性は、上履き用の靴に履き替えた瞬間に違和感を覚え、「こんな靴を履いていたの？　体があちこち痛くなりそうでイヤだ！」と思ったそうです。違和感は日々あったはずなのに、無自覚だったのですね。

最近の厚底ソールのランニングシューズを多くの陸上選手が着用しています。脚力ではなく、ソールの反発力を借りて記録を出しているようなもので、私には邪道に思えます。地面と靴底に距離があり、地面を感じ取ることもできないのでは？　地面に座布団を置いてその上に立っているようなもので、脚の故障につながらないか心配になります。

＊ WT-LINE® シューズ
https://www.sportcare.info/wtlineshoes/

記憶力や筋力、免疫力を骨がコントロール！

骨ストレッチのメソッドを皆さんにお伝えし始めたころ、私は骨にだけ「格」が付くことに氣がつきました。骨は格が違う。別格なんだ！　筋肉や内臓にはつかないぞ。…オヤジギャグだと笑ってください。

今、骨の役割があらためて注目されています。ＮＨＫ番組「シリーズ 人体 神秘の巨大ネットワーク 第３集〝骨〟が出す！ 最高の若返り物質」では、骨が記憶力や筋力、免疫力などをコントロールしていること、つまり「若さ」を回復する重要な働きをしていることをグラフィカルに解説していました。

また、骨を健康にすることは、骨粗しょう症や骨折を防ぐだけでなく、糖尿病をはじめとする様々な病氣の改善につながっていく可能性があるとされています。「おしりだって、洗ってほしい。」というインパクトのあるキャッチコピーがありましたね。

骨だって、可愛がって欲しい。

若さのリカバリーにつながる骨を、大切にしていますか？

立ち方が変われば人生が変わる！

（ダブルTシートの活用のしかた）

ご自身の「立ち方」を意識したことはありますか？

立ち方は、実はとても重要です。良い立ち方ができる人は良い歩き方ができますし、コリや痛みに悩むことも少なくなります。

立ち方を良くすれば、体は早く良くなりますから、立ち方が変われば人生が変わると言っても過言ではありません。

ダブルTシートをダウンロードしましょう

●良い立ち方を身につけるのに役立つ「ダブルT」シートがダウンロードできます。Ａ４サイズの用紙２枚に印刷して利用します。

●紙とペンなどで自分で新たに作成したり、その場にあるものを利用してダブルTの立ち方を実践することもできます（70ページ）。

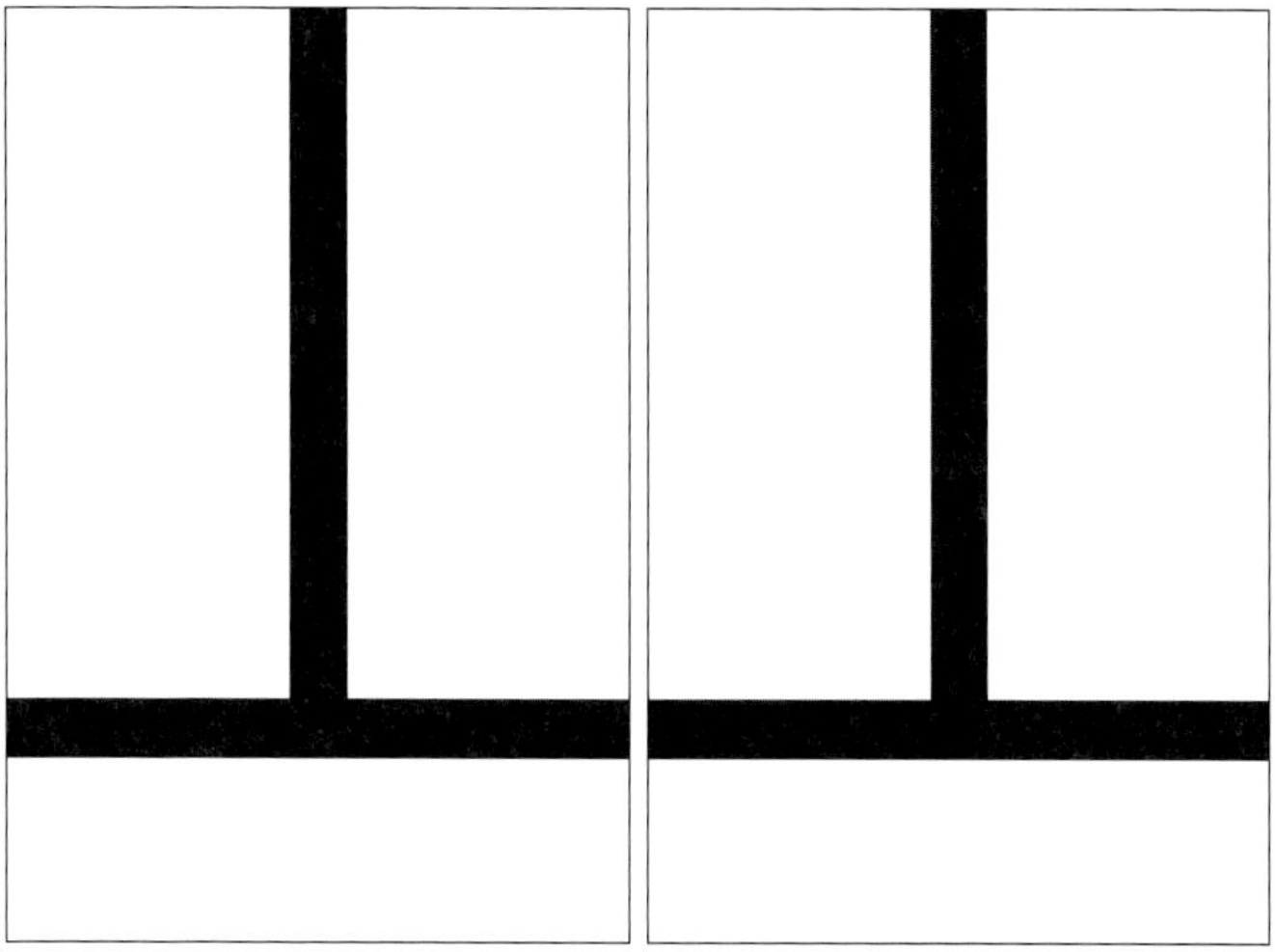

←ダウンロード

https://www.shin-sei.co.jp/honestretch/doubleTsheet.pdf

ダブルTシートの上に立ちます

1 Tが逆さまになるように、また上に乗ったときに足が肩幅くらいに開くように、２枚のシートを横に並べます。

2 くるぶしの両側がTの横棒上に、中指を通るラインがTの縦棒上にくるように両足をシートに乗せます。

3 くるぶしと中指を意識して立ちます。

4 無理に踏ん張ることなく、楽でいながら安定した状態で立てていることを全身で感じ取りましょう。

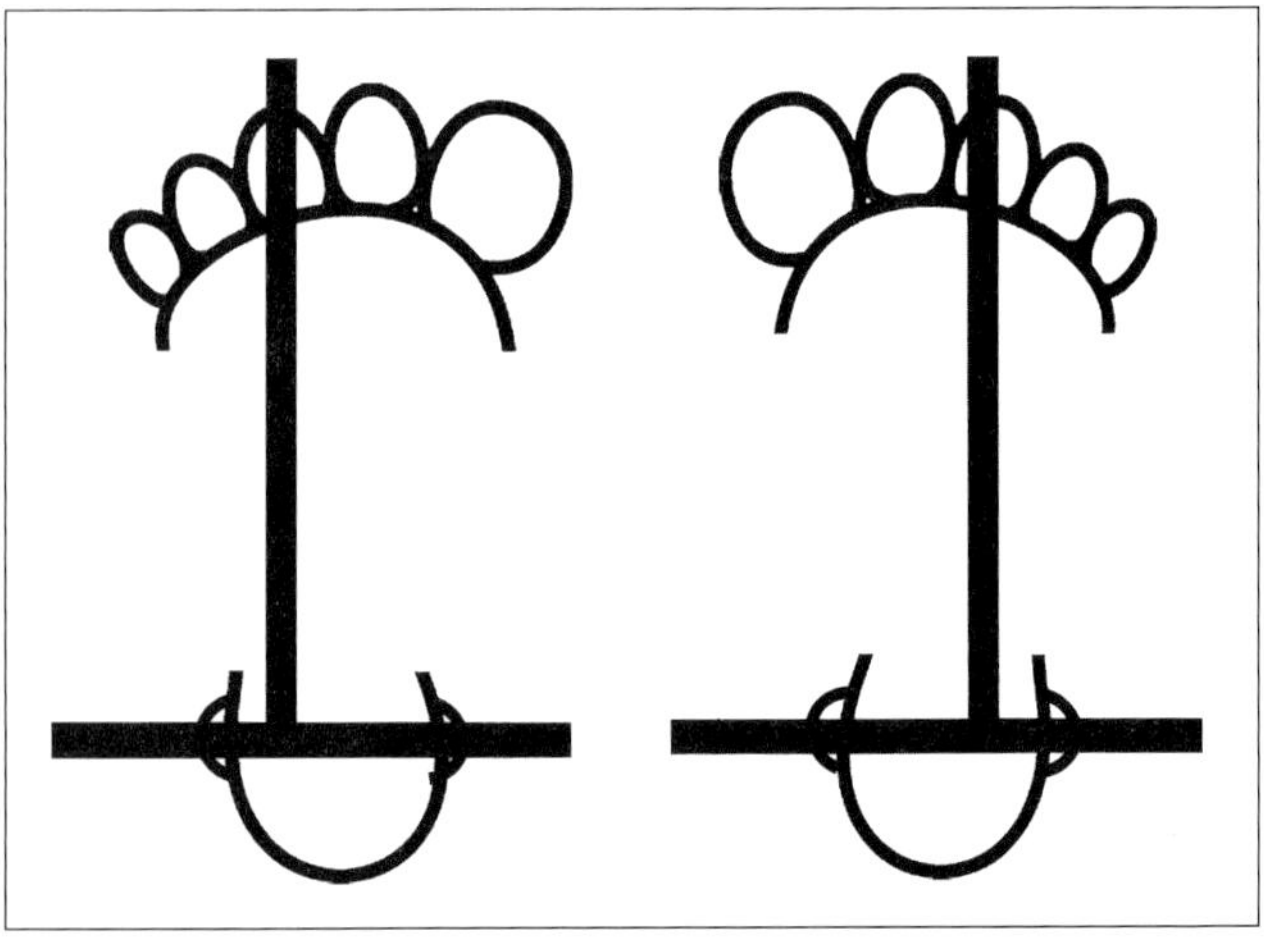

頑張らなくても安定して立てるダブルTの立ち方は、骨身に任せた「**自然体**」の立ち方です。ダブルTで立つと骨格が働きやすくなりますから、身長が少し伸びた感じがしませんか？　目線が高くなっていませんか？

膝や腰、首、背中への負担が小さくなり、ダブルTで立つだけでパワーが出て、**可動域が広がって、柔軟性がアップ**します。

●ダブルTシートの上に立ったときに股関節などに違和感を感じる方は、骨盤に歪みが生じたり筋肉が硬くなっているかもしれません。骨ストレッチ&ほぐすことで改善が期待できます。

●スポーツ選手は種目によって足が前後になったり、足先が開いたりします。その場合は種目に合わせたスタンスにダブルTシートを動かして使用しても問題ありません。

ダブルTシートは自分で作ってもOK

ダブルTシートは一人でも多くの方に利用していただけるように、とてもシンプルな作りにしています。適当な大きさの紙や太く書けるペンを用意するのが面倒でなければ、自分で作ってもいいでしょう。

よりしっかりした作りにしたいときは、市販のクリアファイルなどに色付きのビニールテープを貼るのも簡単でお勧めです（上に乗った際に滑らないように注意してください）。

体にダブルTの立ち方を覚えさせるためには、繰り返し行って習慣化してしまうのがポイント。洗面台やキッチンなど、1日に何度かは立つという場所にシートを置いておきましょう。

支障（怒られるなど）がなければ、ビニールテープで床にダブルTを作っても良いですね。

ダブルTに見立てることもできます

その気になって見渡すと、ダブルTに見立てて利用できそうなものがあちらこちらにありそうです。

例えばフローリングの床板の継ぎ目。椅子やソファから立ち上がったときがチャンスです。座りすぎで固まってしまった体の緊張がダブルT立ちをすることでほどける効果も得られます。

あるいは遊歩道の石畳などのライン。ウォーキング途中で良い立ち方が確認できれば、良い歩き方につなげることができます。

庭に敷き詰めたタイルの上など、広々とした空間で行うのも氣持ちよくリラックスできそうです。草花に水をやるついでなら、億劫がらずに続けられます。

電車のホームやタクシー乗り場など、立って待つシーンでラインが見つからなければ、ダブルTシートの上に乗っているイメージで立つのも効果があり、時間の有効活用にもなります。

ダブルTの立ち方は実際にやってみると、体に心地よく感じられ、効果も大きいですから、ぜひ続けてください。

PART 2

骨ストレッチのドリル

骨ストレッチ　インデックス

○反復が必要なドリル：目安は 7 ～ 10 回程度。
○動画では回数を少なめに設定しているものがあります。

骨ストレッチの基本ポジション

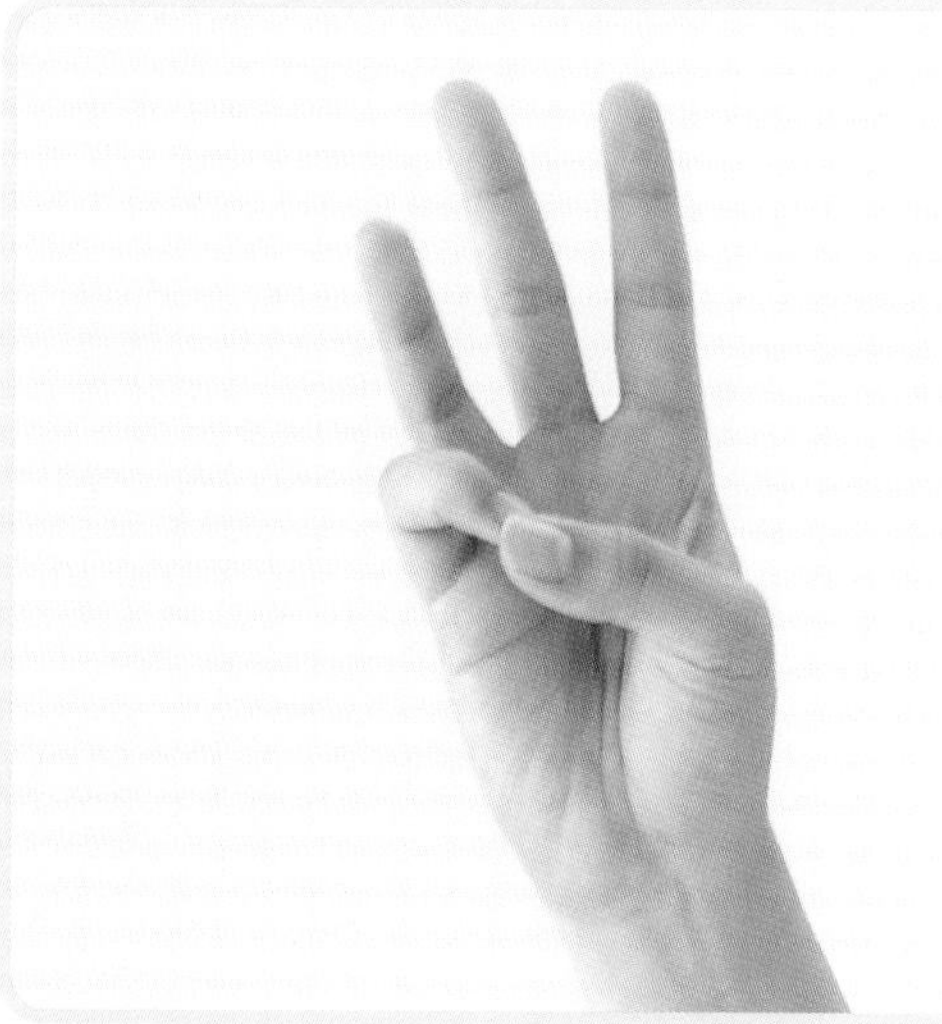
基本ポジション

右手の親指と小指をつけます。
これが骨ストレッチの「＊基本ポジション」です。

▶
手指（体の末端）の動きが制限されることで体の芯（体幹、インナーマッスル）の動きが良くなります。体がほぐれ、骨の動きがよくなり、可動域がアップ。

▶
動作のパワーやスピードも増し、シニア世代の歩行や階段の上り下りなどにも有効で、怪我や転倒の予防につながります。

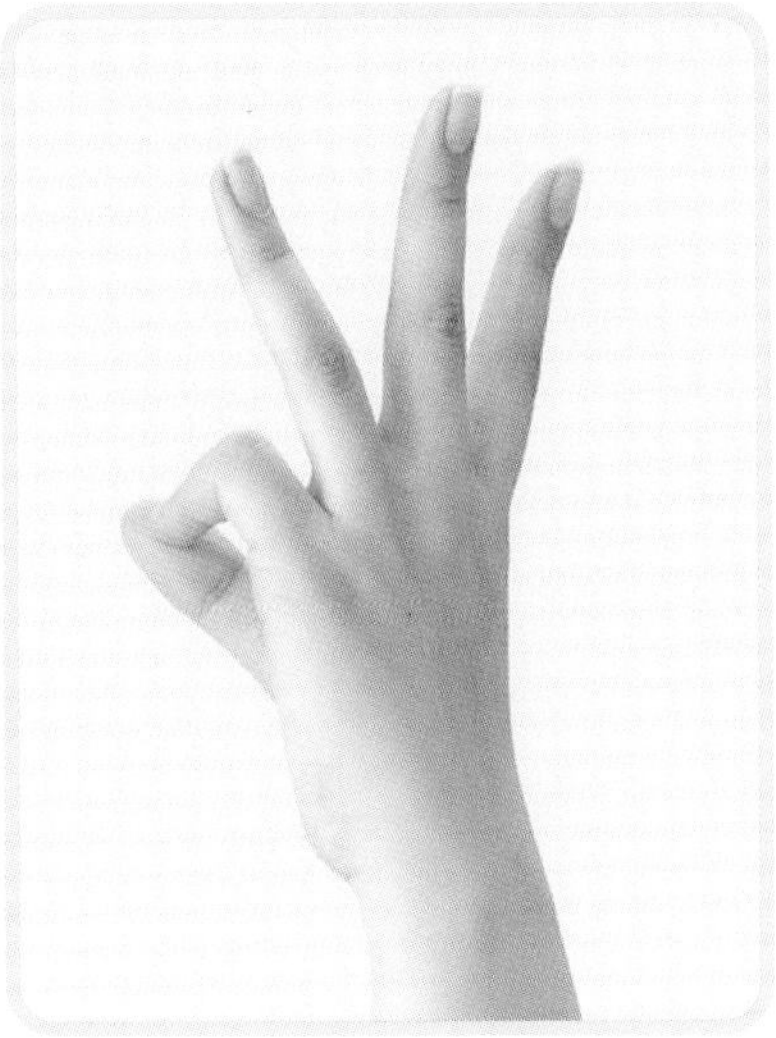

左手の親指と小指で手首（86ページ）や、足のくるぶし（106ページ）などを持つバリエーションもあります（左右両方行います）。

いずれも骨のグリグリした部分に指をあてるようにします。

＊動画では「基本ポーズ」と表現しています。

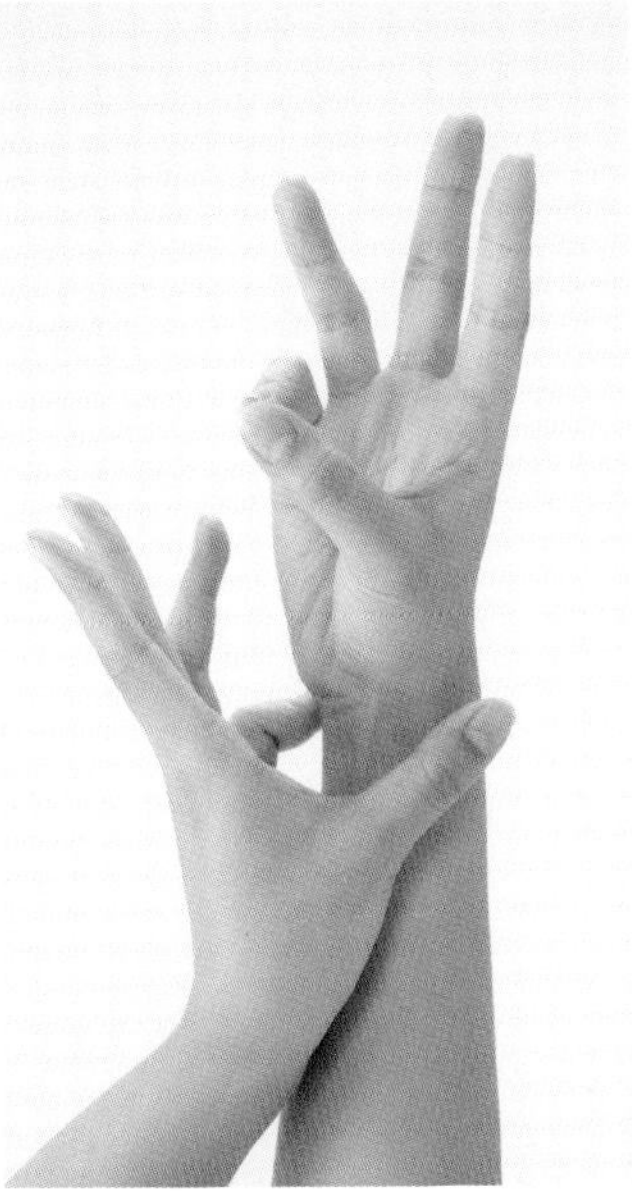

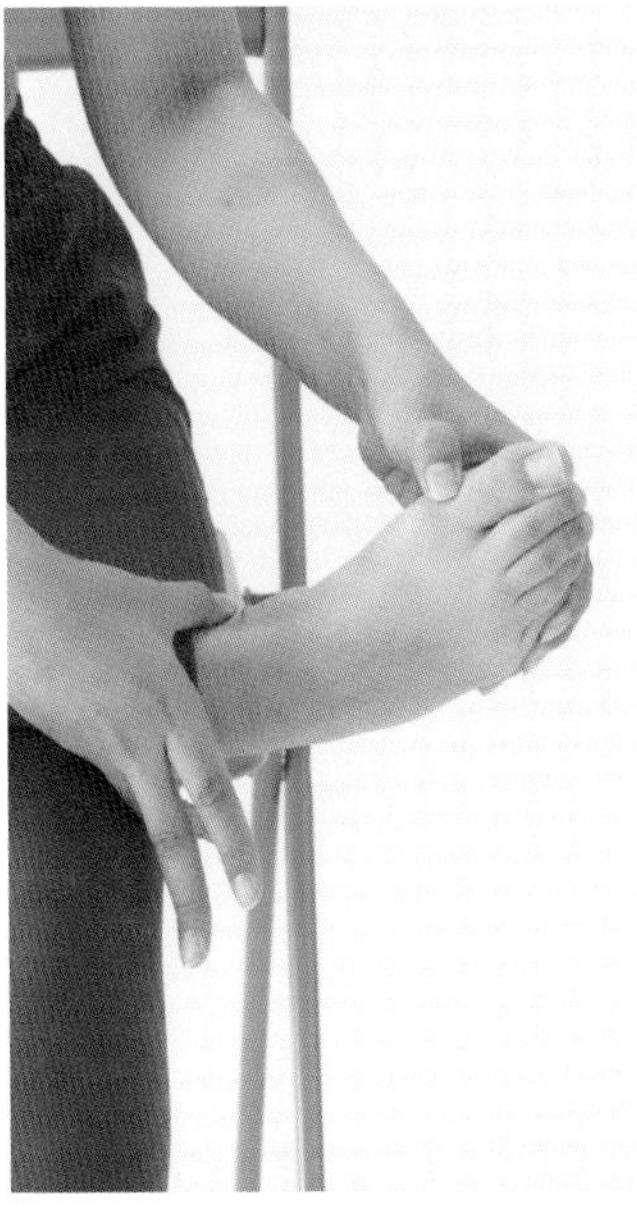

ゴリゴリ、グーッ、こすって押して手のコリ解消

骨ストレッチの基本、「親指と小指をつける」こと自体、けっこうつらく感じる方がいます。スマホ操作や手を酷使するお仕事などで活躍してくれる手を、ときには優しくほぐして疲れをとってあげましょう。

まずは手の付け根をほぐします（80ページ）。ゴリゴリいったとしても、疲労物質が取り除かれる音なので大丈夫。

次は**合谷**《ごうこく》というツボ。**人差し指と親指の骨が交わるあたり**で、やや人差し指寄り。押すと、ズーンと痛みが走るところがあるでしょう。そこを強

めに押します。合谷は「万能のツボ」。手をほぐすポイントとしても有効です。

さらに手のひらの親指の付け根のあたりを押します。ちょっと固いとか痛いというところはありませんか？　腱鞘炎や首、肩こりの原因は、ここのコリともいわれています。

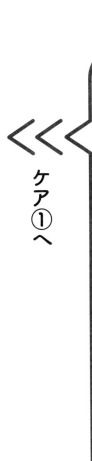

- **固くこわばった手をほぐします。**
- **手の疲れをとります。**
- **手の動きやすさを回復します。**

ケア①へ

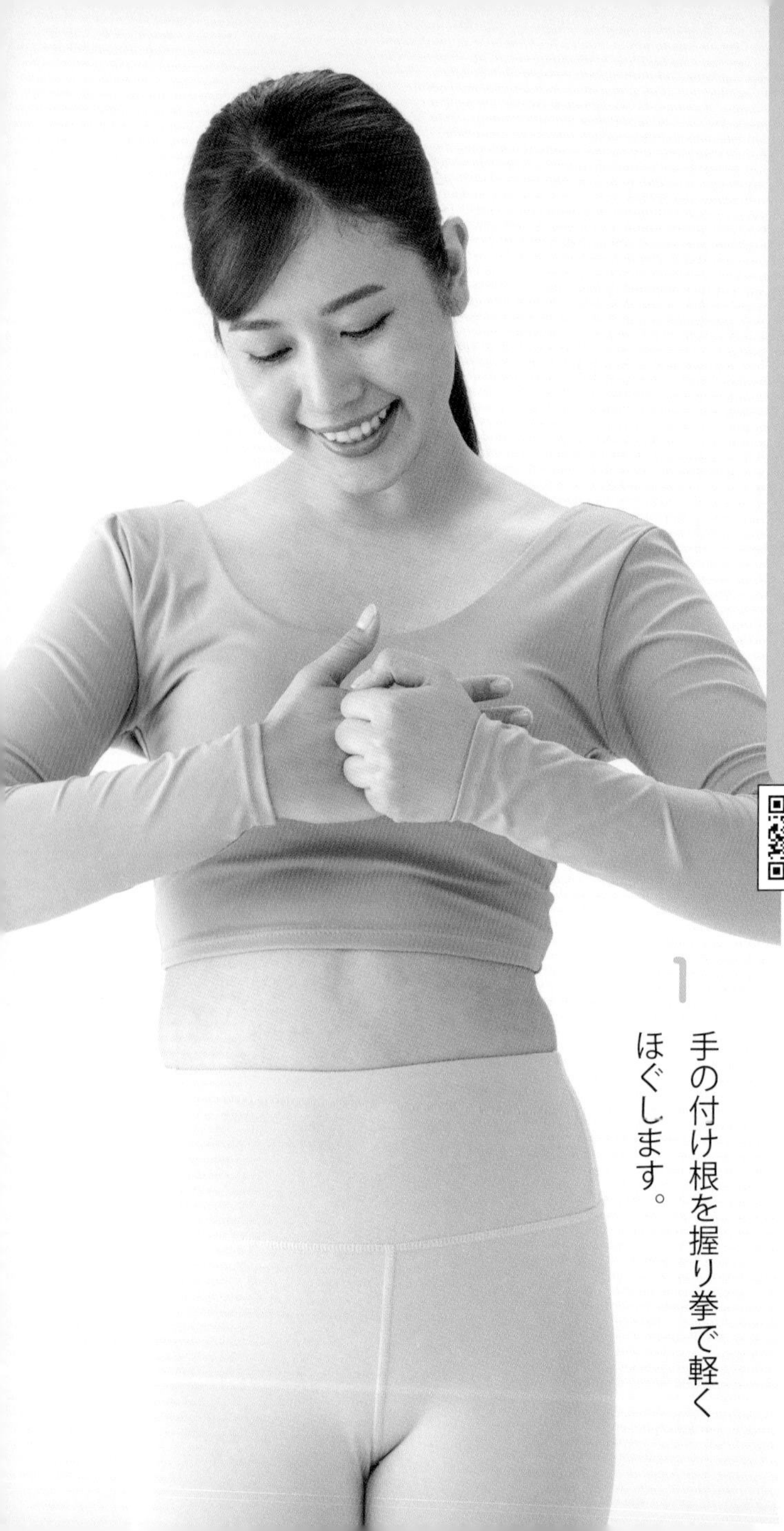

ケア①

手ほどき

1

手の付け根を握り拳で軽くほぐします。

2

合谷《ごうこく》を親指と人差し指で強めに押します。

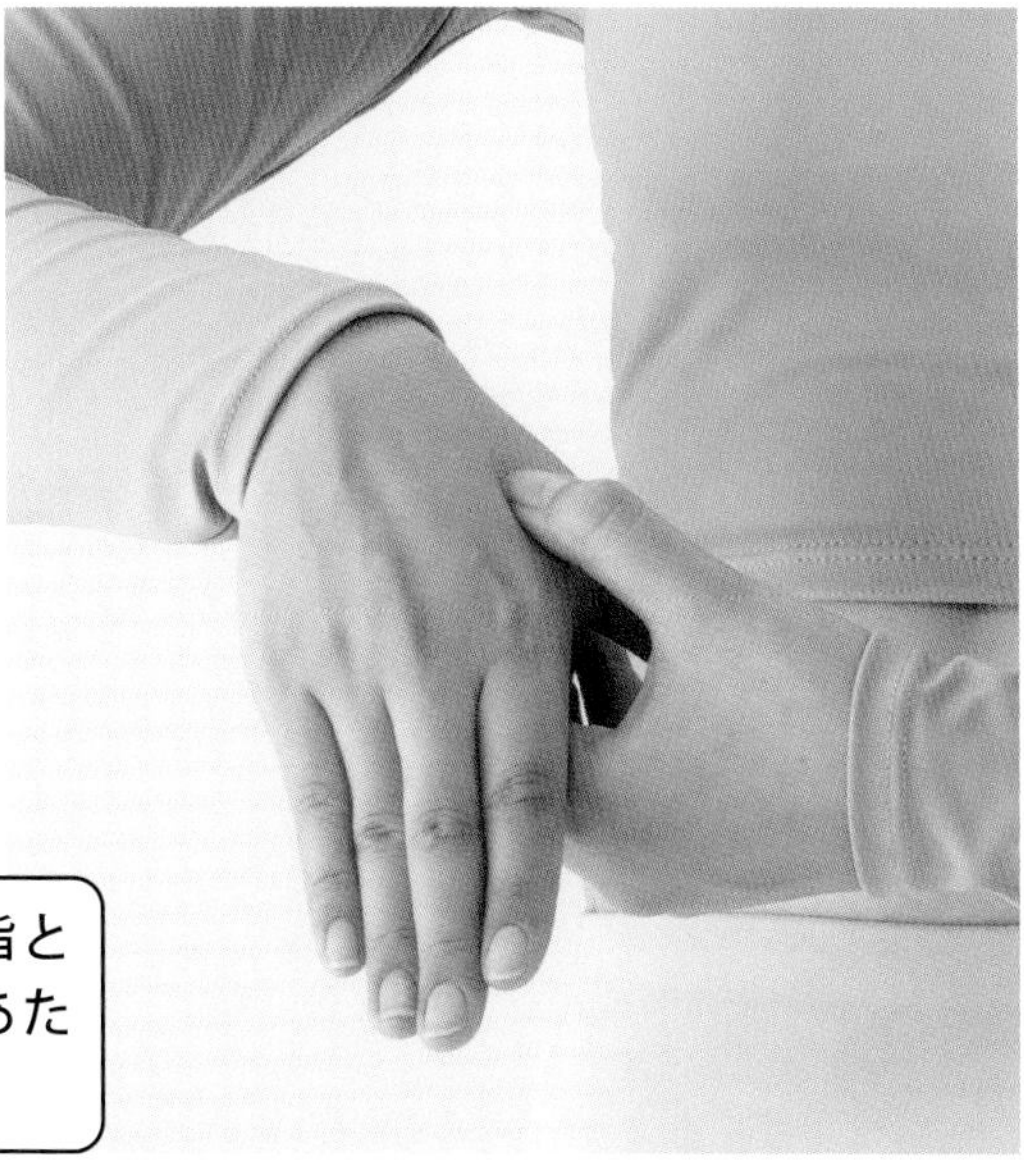

合谷は人差し指と親指が交わるあたりにあるツボ。

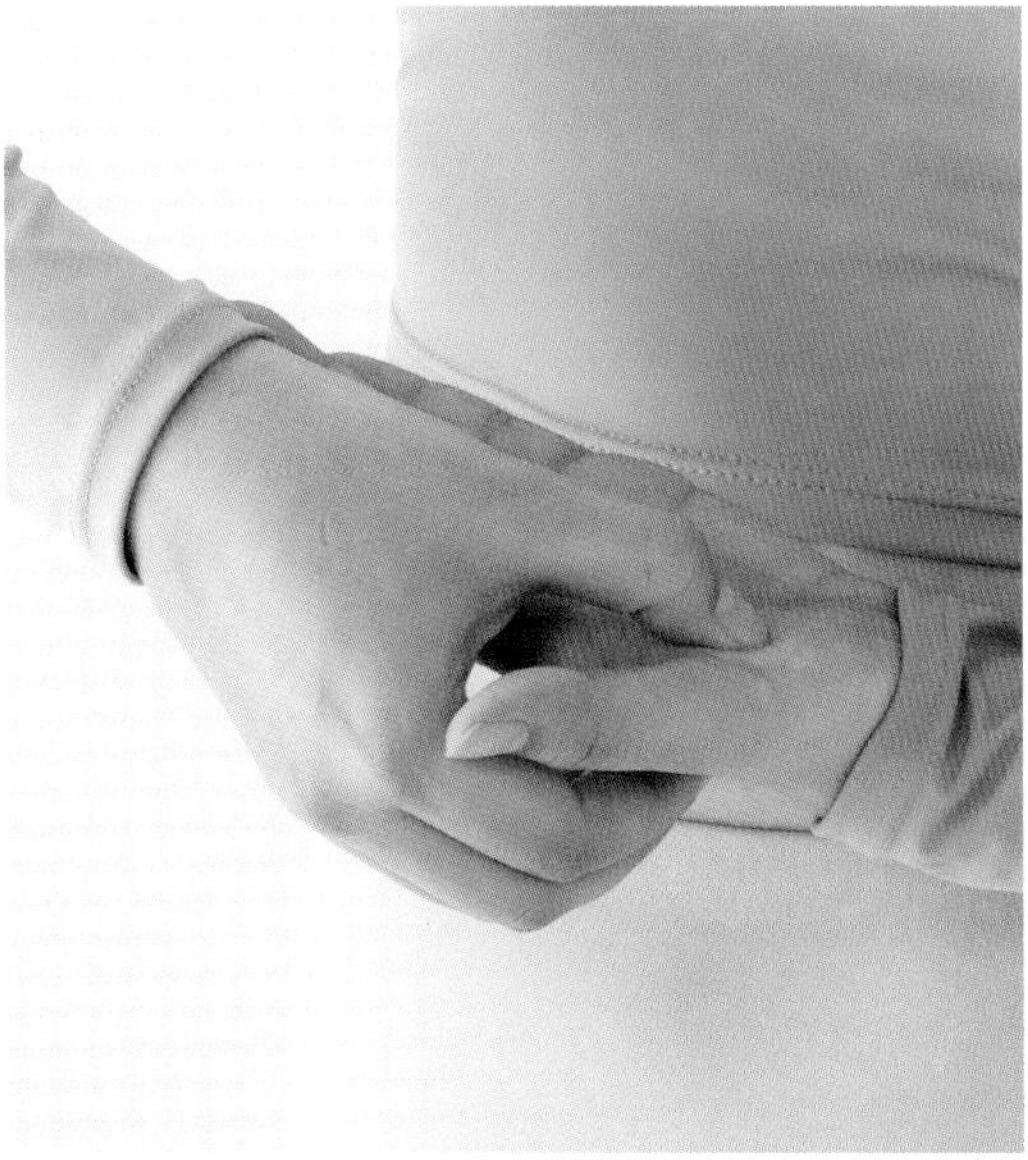

3

親指の付け根を押します。

手首をブラブラ腕・肩もほぐれます

パソコン作業をする、ものを書く、お料理する、趣味の作品づくり、毎日の生活の中で肩や首の

こりは指先から

起こっているといってもいいでしょう。
指先の動きと脳の働きはつながっていますから、指先の動きの衰えは、脳の働きの衰えにつながりかねません。指・手のこわばりを解消して動きをよくしましょう。

まずは基本ポジション（76ページ）の右手首（左手が先でもかまいません）に左手の親指・小指をあて、右手をブラブラ振ります。ポイントは手首のグリグリ（橈骨《とうこつ》、尺骨《しゃっこつ》）を思いきりグリグリ、ゴリゴリ刺激した後にやること。「肩関節、肘関節、手首の関節が動いて、その結果、指がブラブラ動いている」ことが体感できます。

「手首ブラブラ」の最新バージョンも紹介しましょう。両手を基本ポジションにして、右手首のグリグリ（橈骨）の上に左手首のグリグリ（尺骨）をのせて右手をブラブラ振ります。手の動きが鎖骨に

ダイレクトに働く

ので、基本の「手首ブラブラ」よりこちらの方がやりやすいでしょう。

両手をクロスする位置を少し変えると、肘や肩が連動しやすい位置に気づくことができるので、よりほぐしやすいですよ。

基本のやり方では、どれくらいの力でグリグリをつかめばいいのかわからない、という方にもお勧めです。

- 指先～肩の疲れをとります。
- 指先、手首、肘、肩の動きをよくします。
- 脳に刺激を与えます。

ドリル1－1へ

ドリル1－1

手首ブラブラ

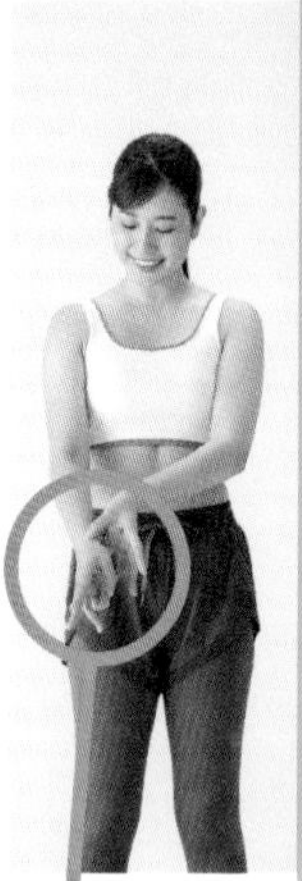

1 右手を基本ポジション（76ページ）にします。

2 左手の親指と小指で、右手の手首のグリグリを押さえます。

3 右手を軽くブラブラと振ります。

4 左右の手を替えて同じように行います。

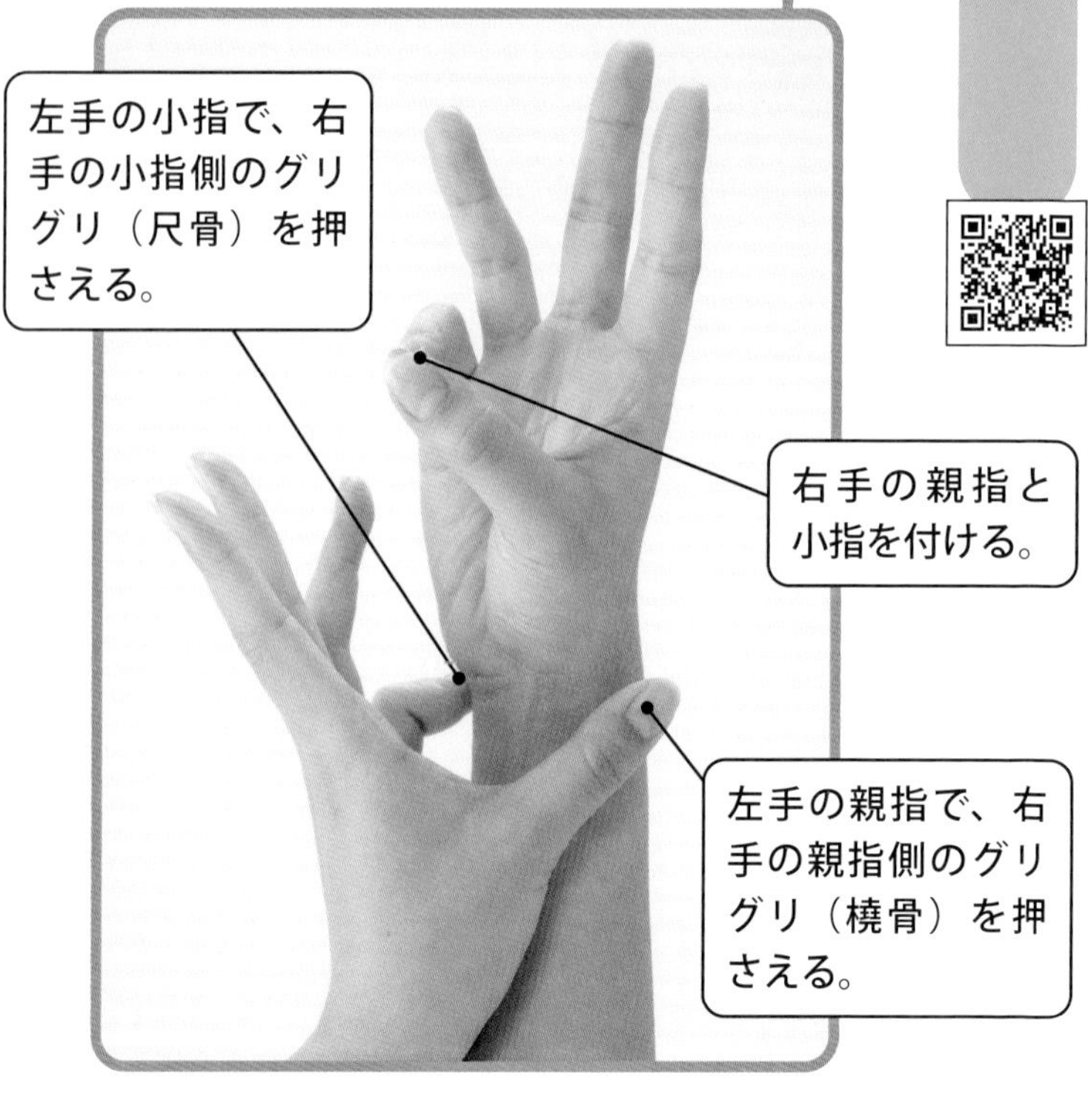

左手の小指で、右手の小指側のグリグリ（尺骨）を押さえる。
右手の親指と小指を付ける。
左手の親指で、右手の親指側のグリグリ（橈骨）を押さえる。

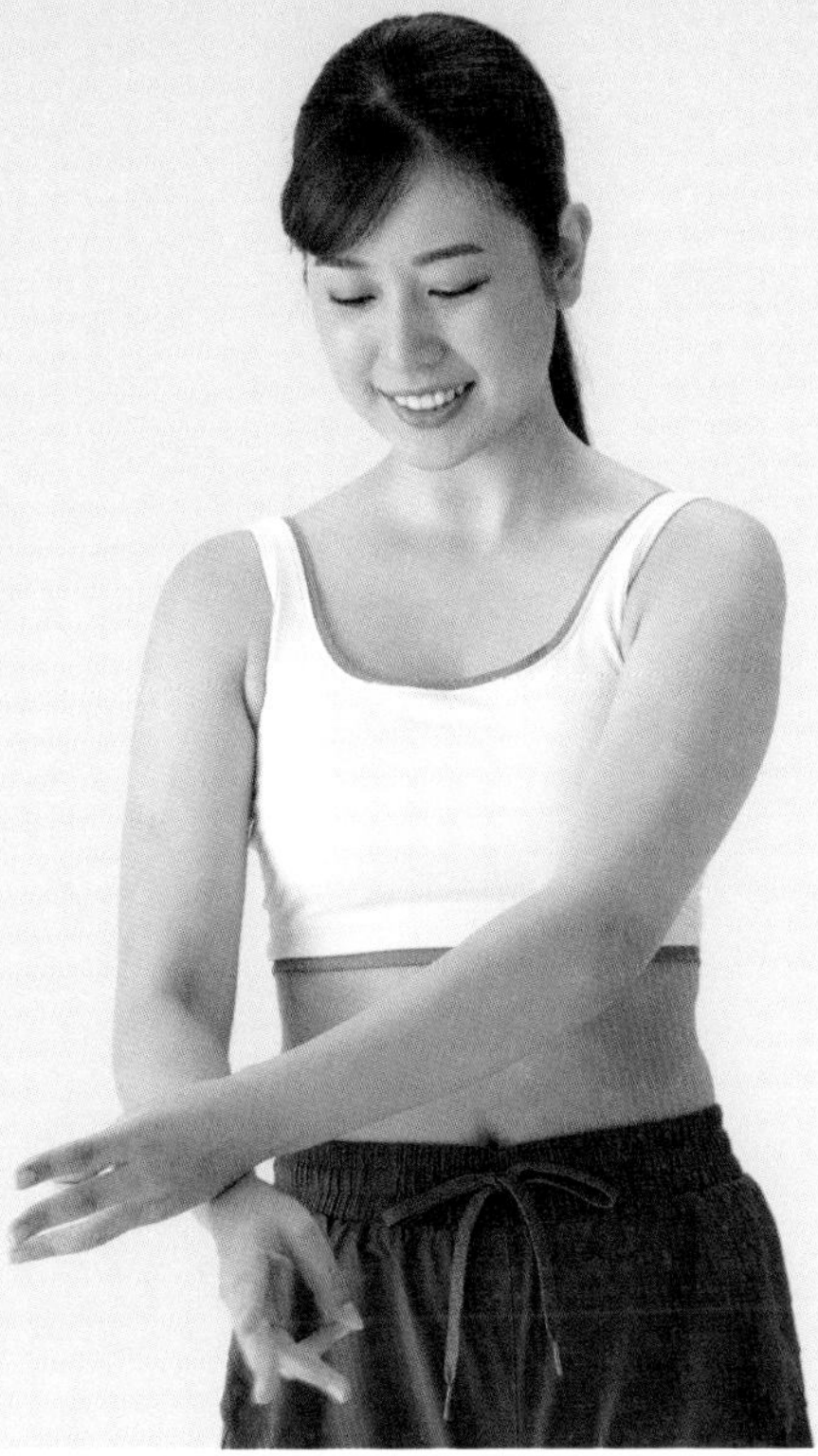

クロス・バージョン

1 両手を基本ポジションにします。

2 右手首の上に左手首をおきます。

3 右手を軽くブラブラと振ります。

4 右手首の下に左手首をおきかえ、右手を軽くブラブラと振ります。

5 左右の手を替えて同じように行います。

手のひらを返して仕事のパフォーマンスをアップ

両手を下ろしてください。右の前腕（肘から先）を持ち上げ、右肘を90度に、手のひらを上に向けてください。上腕二頭筋を左手の指先でツンツン押してみましょう。ハリを感じますね？　次に手のひらを下に向けて、同じところをツンツンすると、ハリが取れて柔らかくなっていますね？

実は上腕二頭筋のハリは大腿四頭筋のハリと連動しているので、手のひらを下に向けた瞬間に腿の前のハリが抜けるのです。**手を使う動作も手先**だけの動きではなく、鎖骨から動かせるようになります。だから、手のひらを下に返す。それだけの動作で物を持ったり、腕を使う仕事が楽になります。外科医、書道やお茶、踊りの先生、皆、手のひらを返してから始めます。PC、スマホ操作も楽になりますよ。

- 腕の緊張をやわらげます。
- 手を使う作業の効率をアップ。
- 長時間、作業をしても疲れにくい。

≪≪≪ ドリル1-2へ

ドリル1-2
手のひら返し

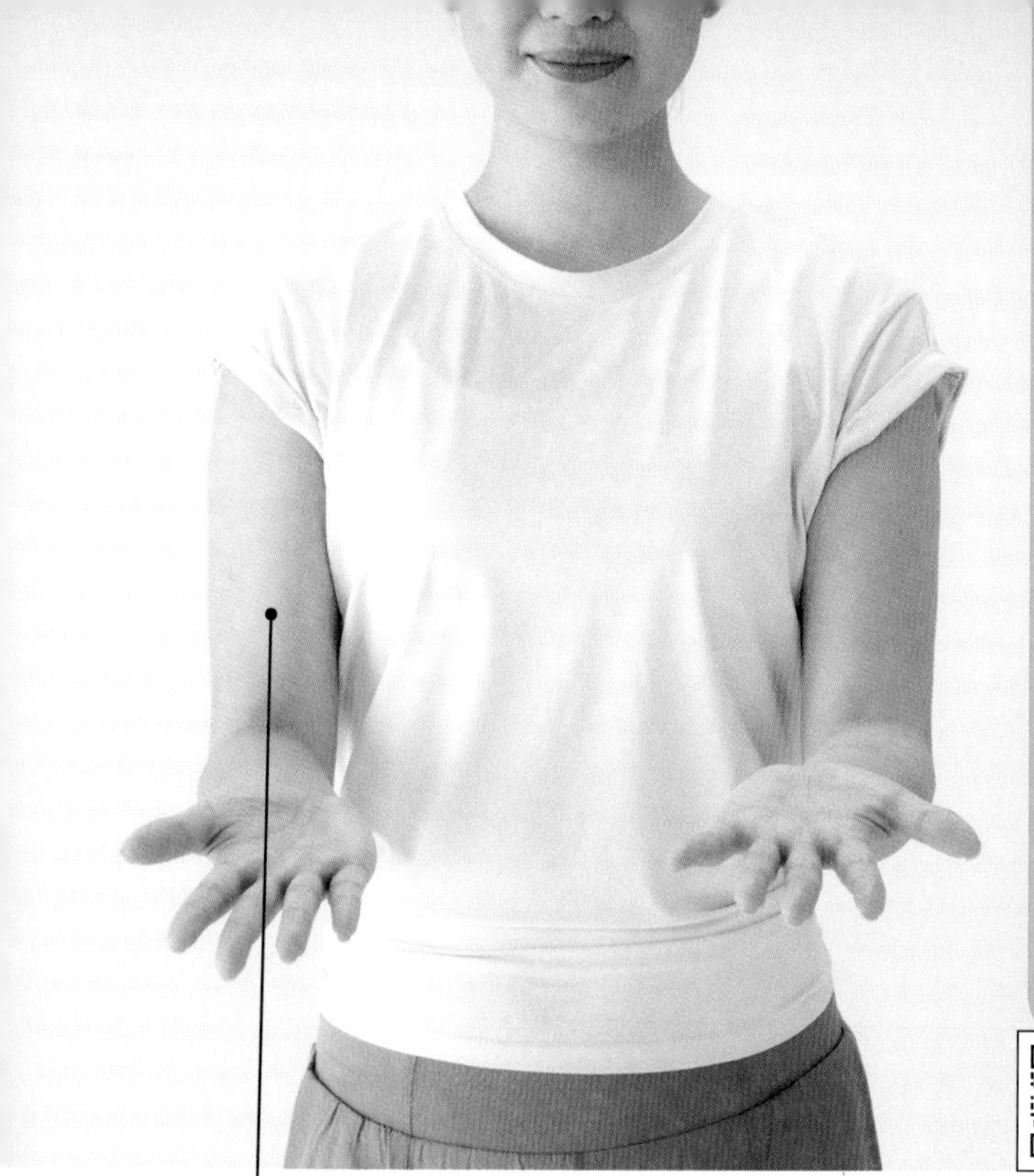

1 肘を90度くらいに保ちます。

2 両手の手のひらを上に向けます。

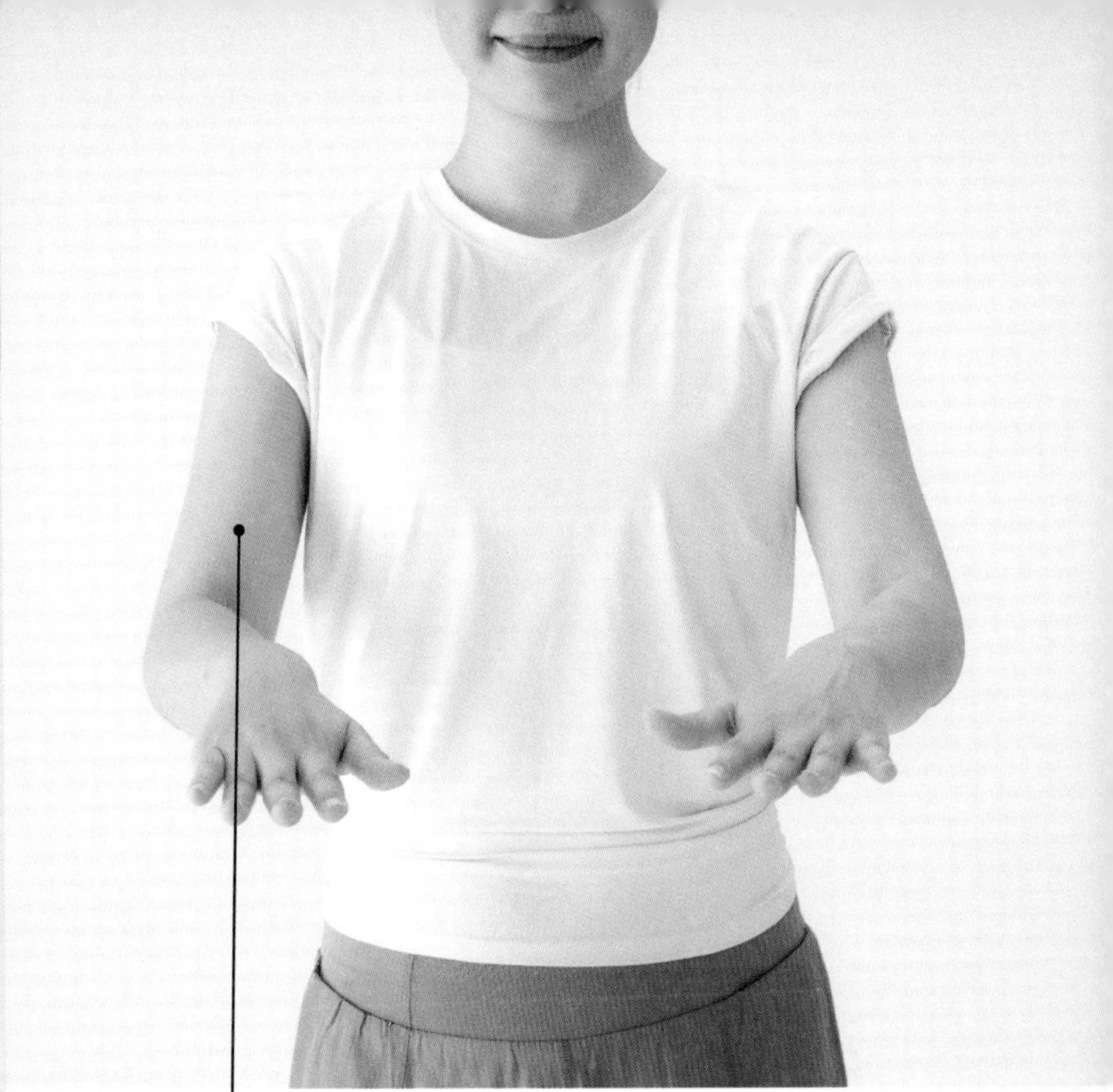

3

両手の手のひらを下に向けます。

足指をクルクル
疲れがとれてリラックス

足の指をつかんで回すと？

体の調子が良くよくなる

試してみてください。疲れが取れて、足が軽くなり、歩きやすくなります。夜、眠る前に行うとリラックスできて眠くなるので、寝つきが良くない方にもお勧めです。でも、普段、足指など、触ってもいないのでは？

家を建てるときに基礎工事なしで大きな柱を建てたらどうなるでしょうか？　崩れますよね。土台があるから、家って建つんでしょう？　それが足指の部分です。

ふくらはぎや腿を太くしても、足指がうまく動かなかったら、太くすればするほど体は不安定になるでしょう。体幹をいくら鍛えようが、足指が使えなかったら本末転倒です。そんなことにならないように、足指を回す「足指ほぐし」で足指の機能を取り戻してください。

ここで足指の役割について触れておきます。先（60ページ）にお伝えしたように、ブレーキとして働くのが親指です。草履やビーチサンダルを履いているところをイメージしましょう。親指に思いきり力を入れたら？

歩きにくそうですね。親指が動きを止める働きをするのです。反対に小指側はエンジンとして働きます。そのバランスをとっているのが中指です。

親指を極力使わない生活習慣を私は提案したいと考えています。親指の使いすぎで慢性疲労となり、体を壊していると思われる方が大勢いるからです。母指球（親指の付け根のふくらみ）にグッと力を入れるということをゆるめていただくだけでも、体は喜ぶものです。日常生活のコツコツ、淡々とした行いの積み重ねが健脚や元氣な体づくりの源になります。

ちなみに小指が大切なのは手の指も一緒。昔の映画によくあった小指を落とされるシーン。親分は言います。「堅氣に戻りたいって？　それなら小指を落としてもらおうか。小指がなきゃ、この先、人を刺そうとしてもできないからな！」エンジン役の小指が機能しないと、力が大きく削がれます。かぼちゃを包丁で切るとき、小指を外して切ろうとしたら、とても大変だと思います。バットやゴルフクラブから小指を外したら？　ボールは飛びませんよね。

ところで大切な足の小指、ちゃんと地面についていますか？　小指が曲がって浮いているような方を見かけます。小さいけれど、いいお仕事をしている足の小指です。しっかりケアしてあげましょう。

●足指をほぐします。

●歩きやすくなります。

●疲労回復、リラックス効果。

<<< ケア②へ

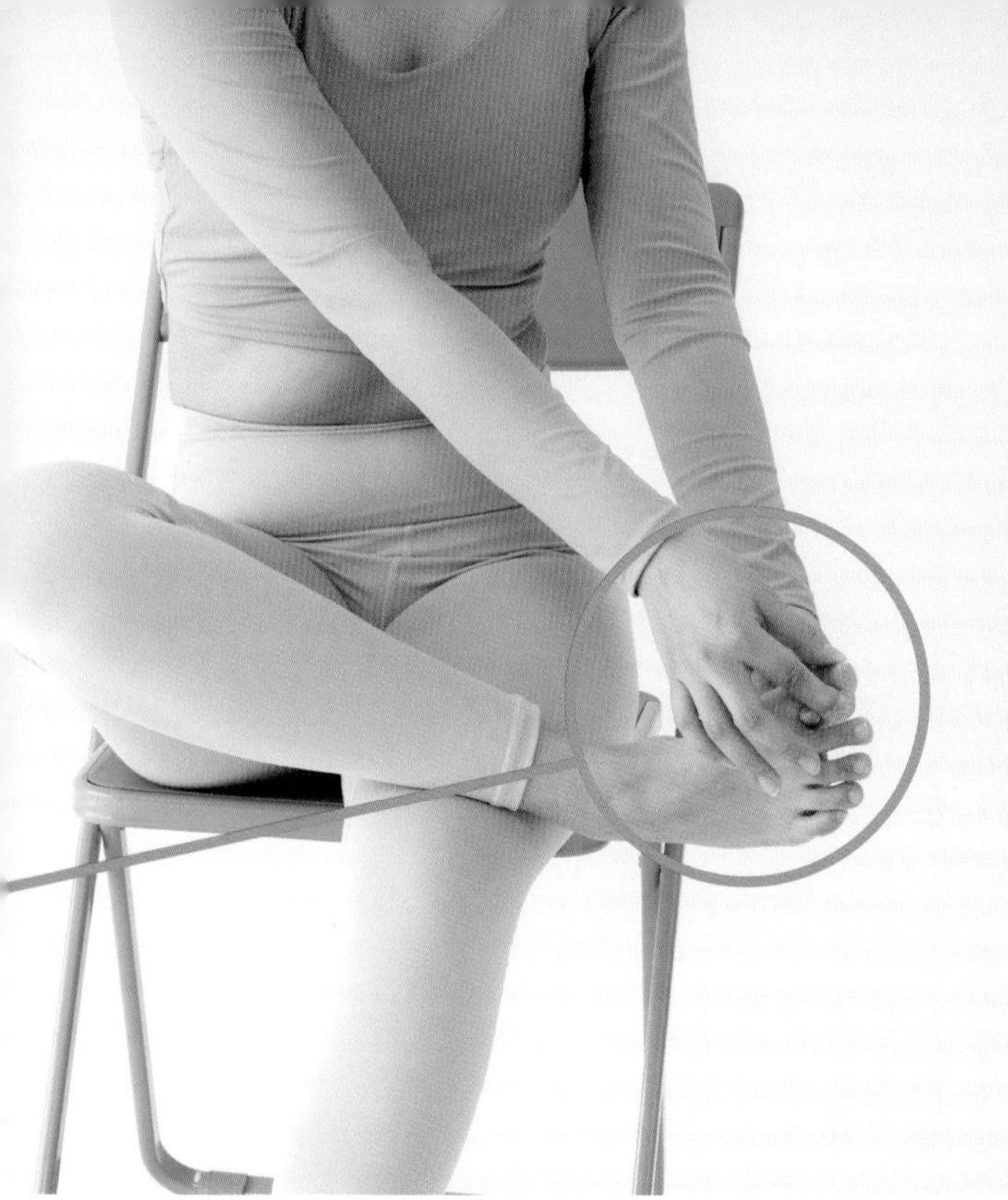

ケア②　足指ほぐし

1 左足に右足を乗せます。

2 親指の第1関節のあたりを左手で持ちます。

3 親指の爪のあたりを右手で持ちます。

4 親指を引っ張ったり、回したりします。

5 順番に他の指も引っ張ったり回したりします。

6 足を替えて同じように行います。

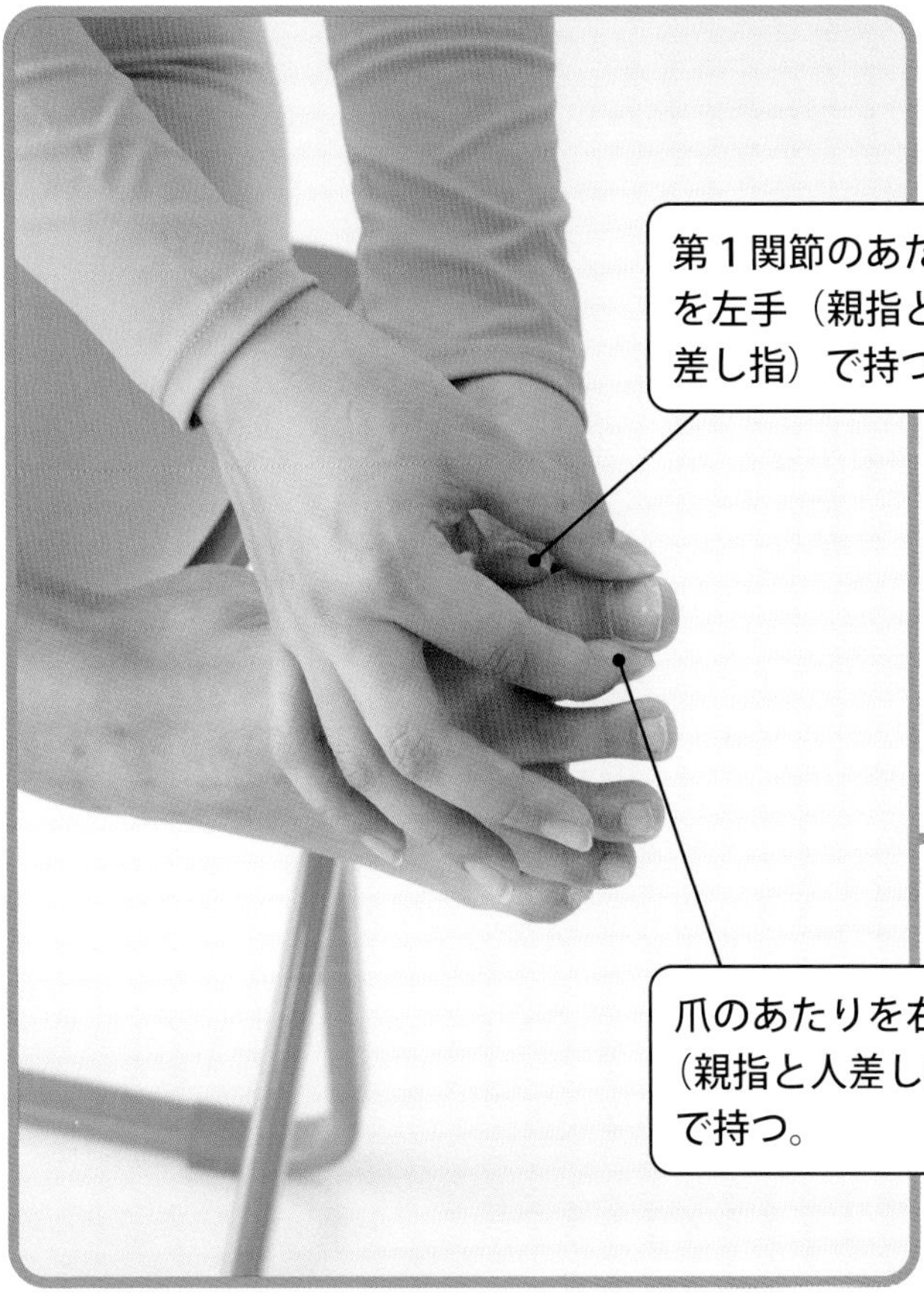
第１関節のあたりを左手（親指と人差し指）で持つ。
爪のあたりを右手（親指と人差し指）で持つ。

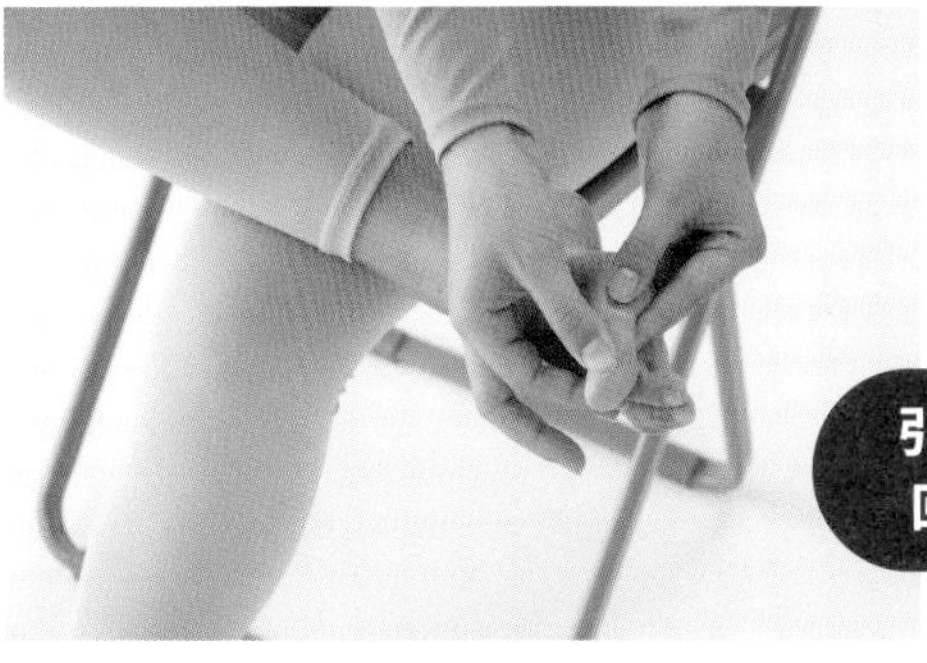
引っ張ったり、回したりする

シャクトリムシ・ウォーキングで歩く力を高めよう

自分の足の指、動かせますか？

握ったり（グー）、開いたり（パー）、親指と人差し指を離したり（チョキ）、できますか？

現代人は足指が使えていないことが多いので、シャクトリムシのように足指を使って歩くトレーニング「シャクトリムシ」を行いましょう。

この足指を動かす練習をした後に歩くと、「足指で地面をキャッチするように感じる」と、皆さんがいいます。両足指をキュッキュッと、たった

10回程度動かすだけで「歩きやすい」と体感できます。健脚の持ち主になるためには、足指を鍛えることが肝要です。今のうちに動かしておかないと、100歳までもたないかもしれませんよ。

- 足指を鍛えます。
- 歩行能力を高めます。
- 膝などにかかる負担を軽減。

ドリル2－1へ

ドリル2－1

シャクトリムシ

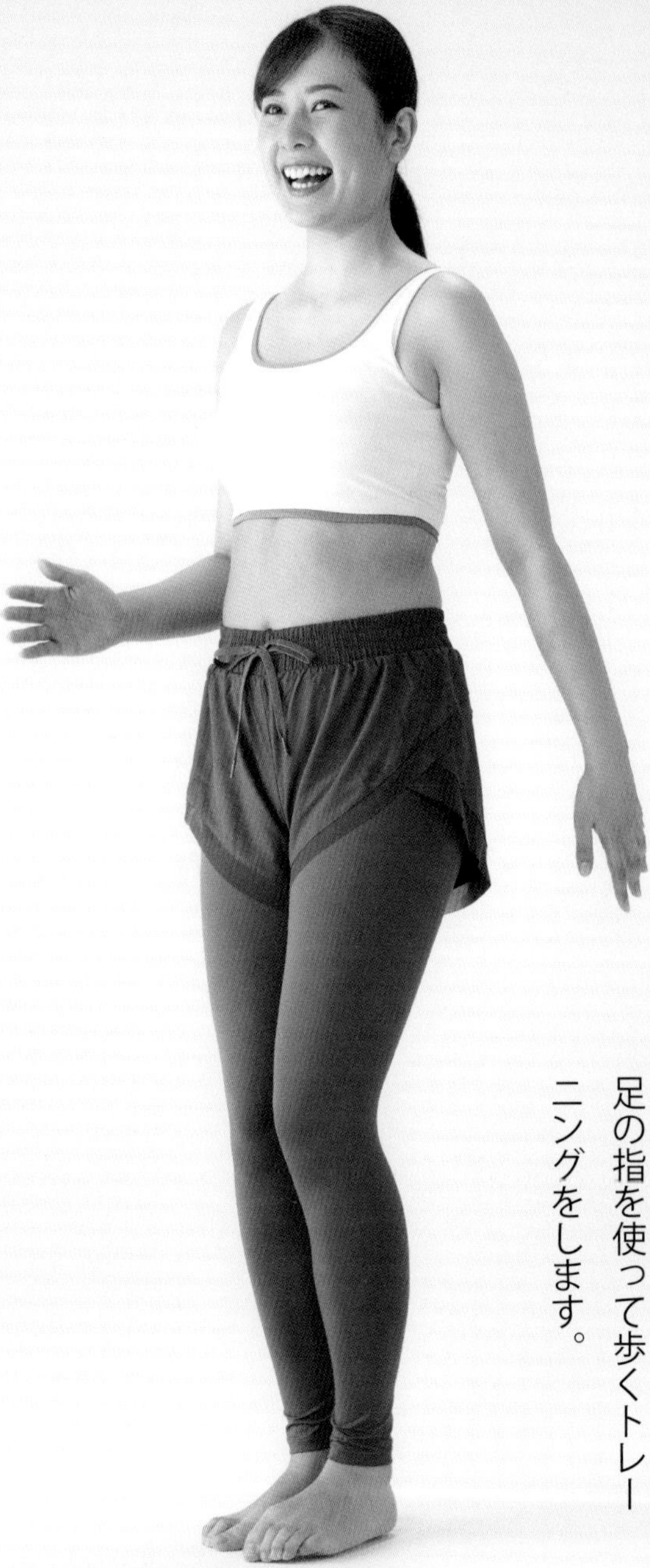

足の指を使って歩くトレーニングをします。

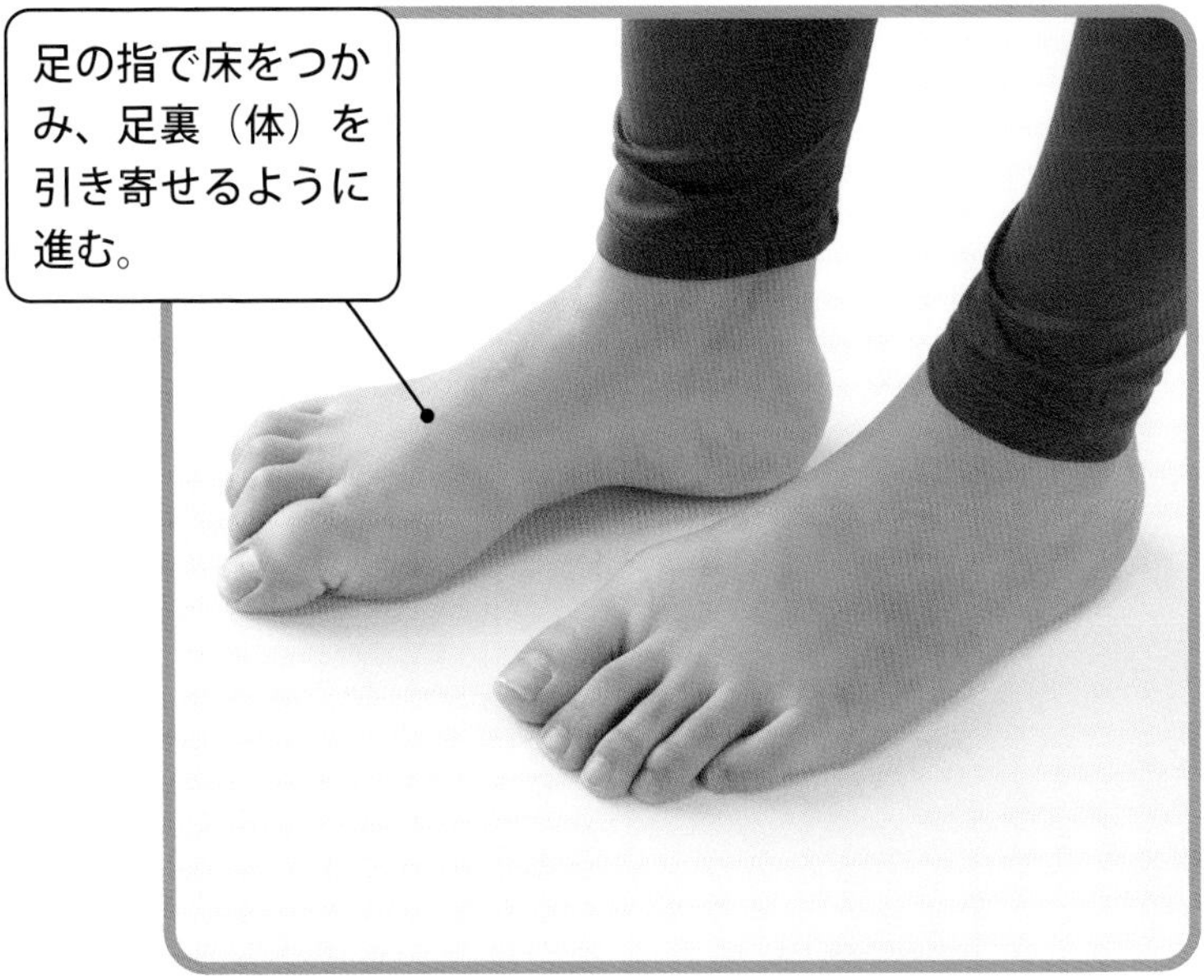
足の指で床をつかみ、足裏（体）を引き寄せるように進む。

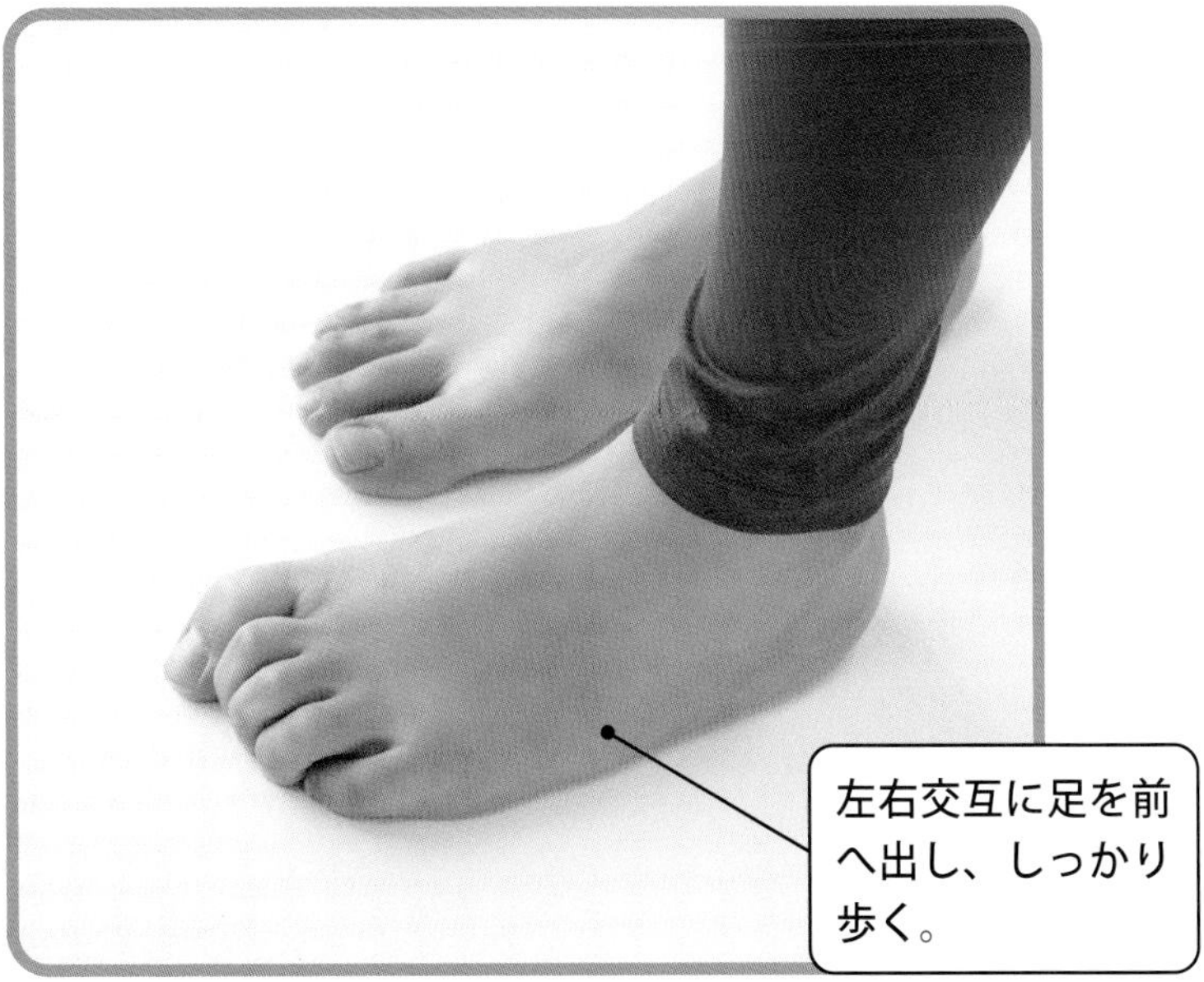
左右交互に足を前へ出し、しっかり歩く。

前から、後ろからクルクル足首まわしで腰痛・肩こり緩和

足裏のアーチは体重を支え、重心移動や各関節をサポートし、着地の衝撃をやわらげる役目を果たします。アーチがつぶれると、疲れや痛み、怪我などの原因になります。アーチを構成している足根骨（足の付け根の小さい骨）を「足首まわし」でほぐしましょう。効果はすぐに確認できます。

A　足首まわしをする↓腿を水平に持ち上げる
↓大腰筋（お腹の奥のインナーマッスル）で脚を持ち上げている感覚

B　足首まわしをしない↓腿を水平に持ち上げる

↓大腿四頭筋（腿の前側の筋肉）で脚を持ち上げている感覚

次に上から腿に圧をかけると、Aは腿の高さをキープできますが、Bは耐えられずに下ろしてしまいます。

つまり、足首まわしには体幹のインナーマッスルを活性化する効果があるということです。大腰筋が衰えると、姿勢が崩れて腰に負担がかかり、慢性的な腰痛の一因になります。逆からいえば、足首まわしで腰痛が楽になる⁉

実際、くるぶし周りの柔軟性を獲得できると、体幹のインナーマッスルが活性化されることが論文でも明らかになっています。腰への負担が軽減されますから、腰痛緩和も望めるでしょう。

次に足首まわしのポイント。足首にある小さな骨（足根骨7個）を＊ルービックキューブだと思って、なめらかに動かすイメージで行いましょう。足裏のアーチのリメイクにつながります。

また、足首まわしは前回し（クロールの向き）を先に、後ろ回し（バックの向き）を後に。前回しはアーチを広げ、後ろ回しはアーチを閉め直します。順番を間違えると、効果が出にくくなります。

足首まわしは今回の本では、３ステップを用意しました。

１　足先を持って回します。

２　足指に手指を絡めて回します（手の親指が外側）。

３　足指に手指を絡めて回します（手の小指が外側）。

２の親指を絡めることには、親指をほぐしてブレーキがかからないようにし、疲れの溜まりにくい足にする意味があります。３の小指を絡めることには、小指の働きを復活させて健脚づくりにつなげることにあります。

●足裏のアーチをリメイクする。
●体幹のインナーマッスルを鍛える。
●腰痛をやわらげる。

<<< ドリル2―2へ

＊「ルービックキューブ」は株式会社メガハウスの登録商標です。

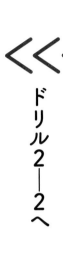

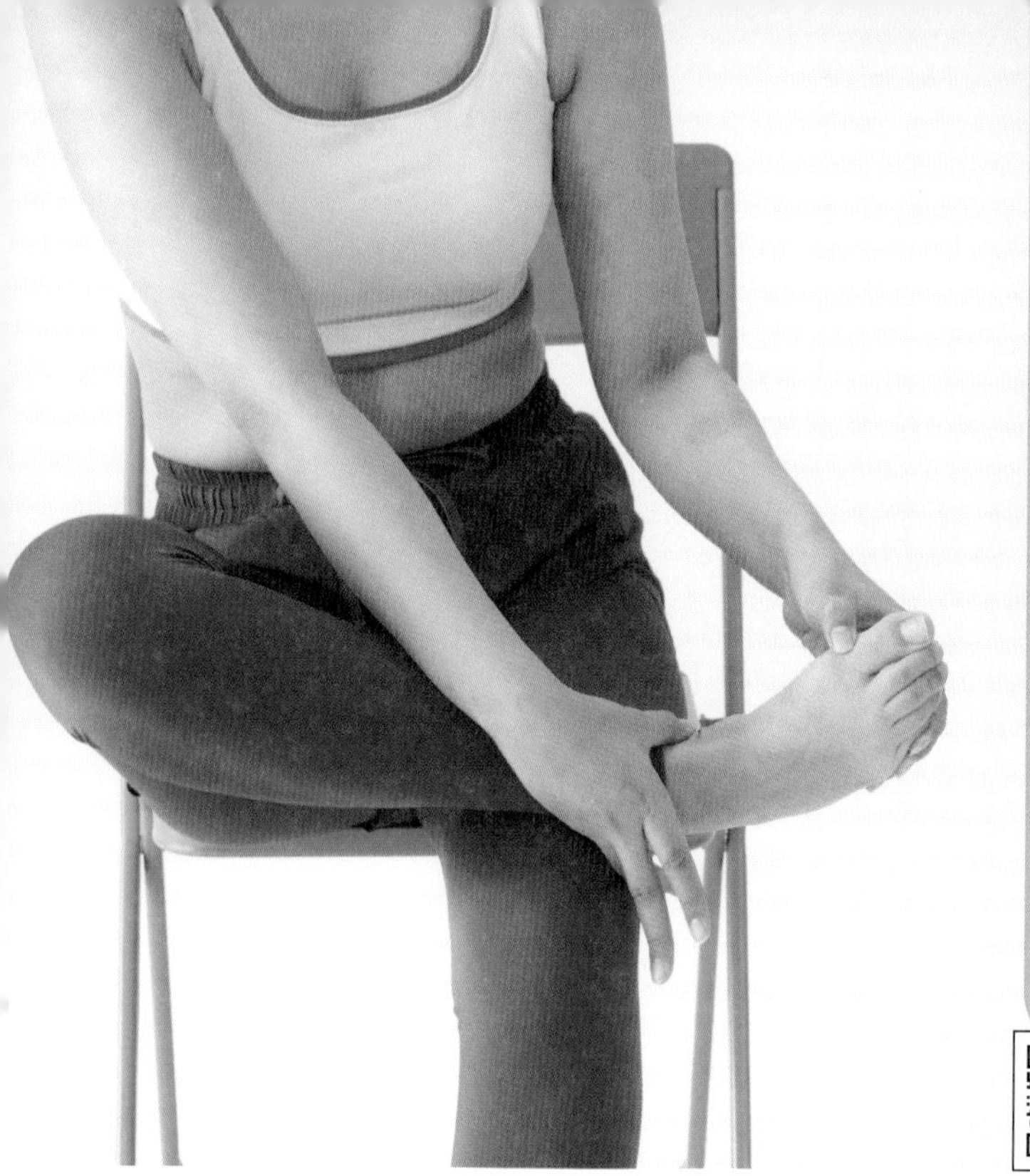

ドリル2-2 足首まわし

1 左足の上に右足をおきます。

2 右足のつま先を左手でつかみます。

3 右手の親指を内くるぶし、小指を外くるぶしにあてます。

4 左手で右足をグルグル前から回します（クロール回し）。

5 次にグルグル後ろ回し（バック回し）。

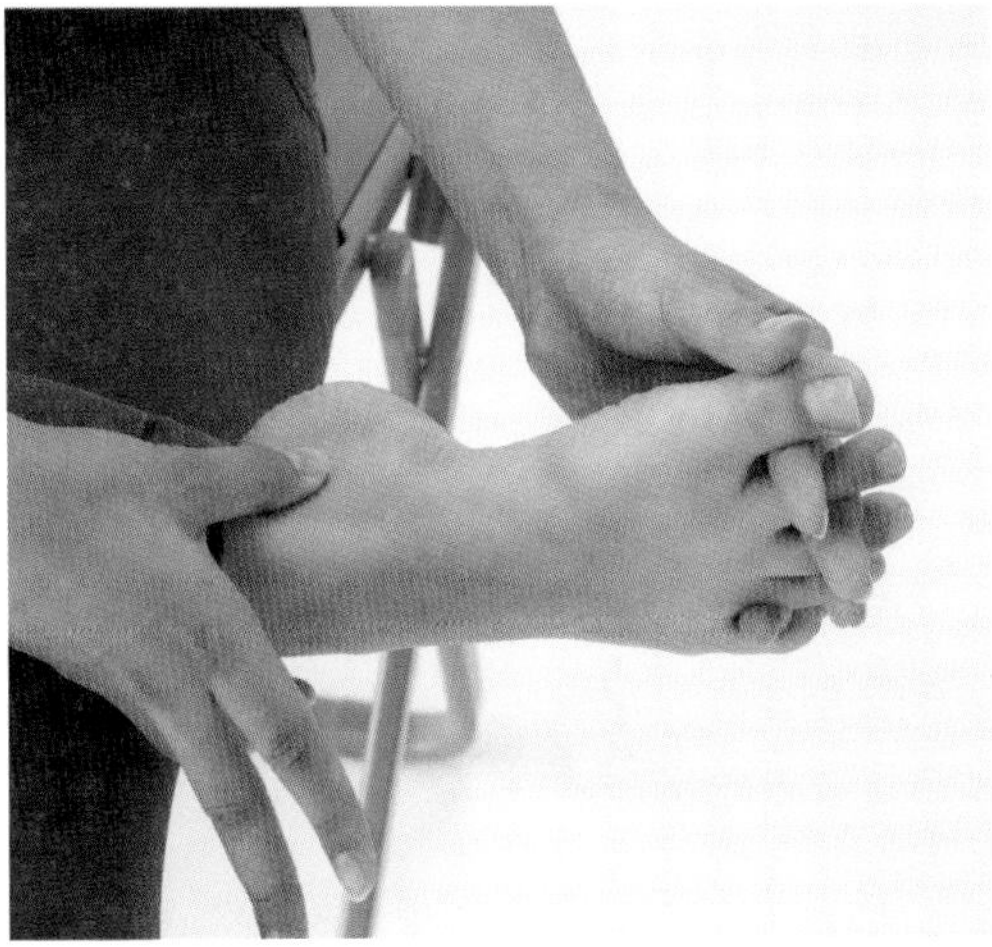

6 右足の指に左手の指をからめます（左手の親指が外側）。

7 右足を前から、次に後ろからグルグル回します。

8 右足の指に左手の指をからめます（左手の小指が外側）。

9 右足を前から、次に後ろからグルグル回します。

10 足を替えて同じように行います。

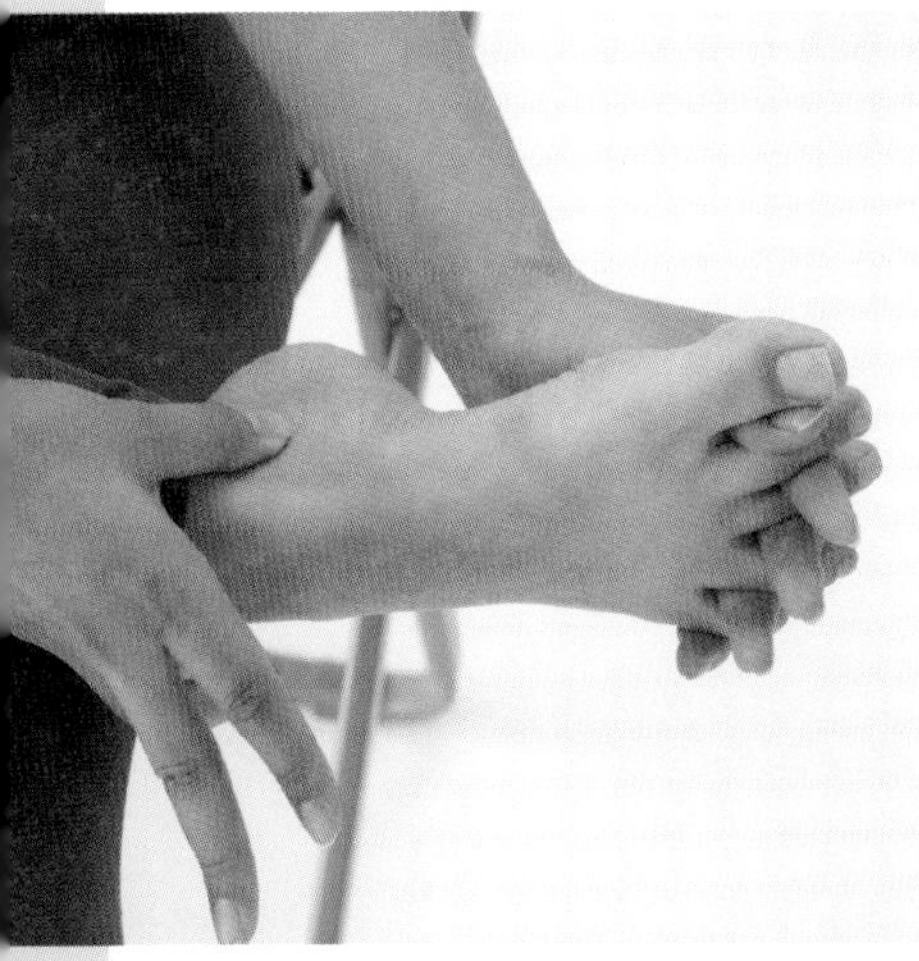

フェイスタオル・ウォーキングで腿の内側を鍛えよう

颯爽と歩いていますか?

いわゆるガニ股歩きになっていませんか?

もしそうなら、内転筋の衰えが原因の一つ。内転筋は股関節の付け根から太腿・膝の内側にかけての筋肉。脚が外側に広がるのを抑える役割があります。内転筋が衰えると、膝が外側に開いてバランスが悪くなるので、腰回りの筋肉に余計な負荷がかかります。腰が痛くなって当たり前。

内転筋を鍛える「フェイスタオル」がお勧めです。

タオルを腿に
はさんで歩くだけ

骨盤底筋を鍛え、尿漏れを改善する

効果もあります。ペットボトルを腿にはさみ、キュッと締めるだけでもオーケーです。水を入れて、500cc、1ℓ、2ℓと負荷を大きくしてみては？廃品利用のお得感が嬉しい。でも、あまり無理をしないでくださいね。

- 内転筋を鍛えます。
- 腰痛緩和が期待できます。
- コツコツ続けると歩ける距離が伸びる。

＜＜＜ ドリル2－3へ

ドリル2-3
フェイスタオル

1

両肘を90度くらいに保ち、手のひらを上に向けます。

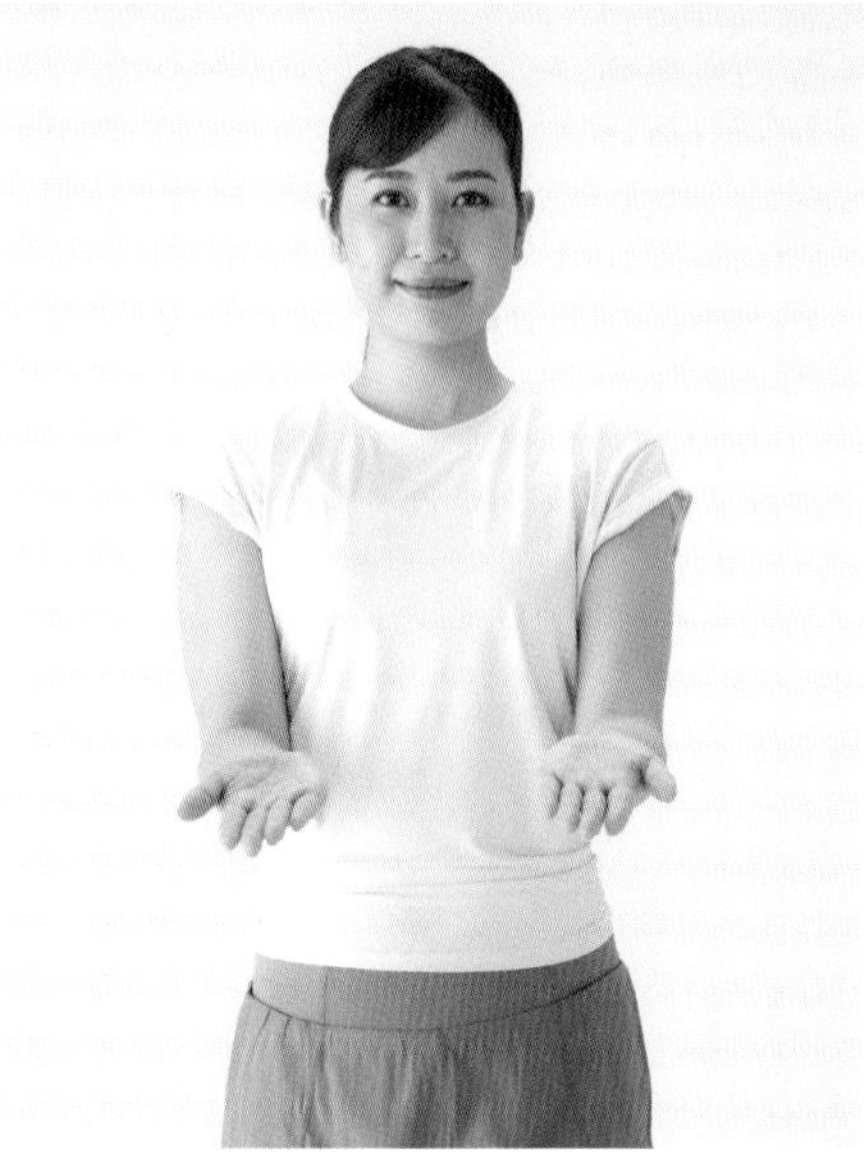

2

手のひらを下に向け、下ろします。

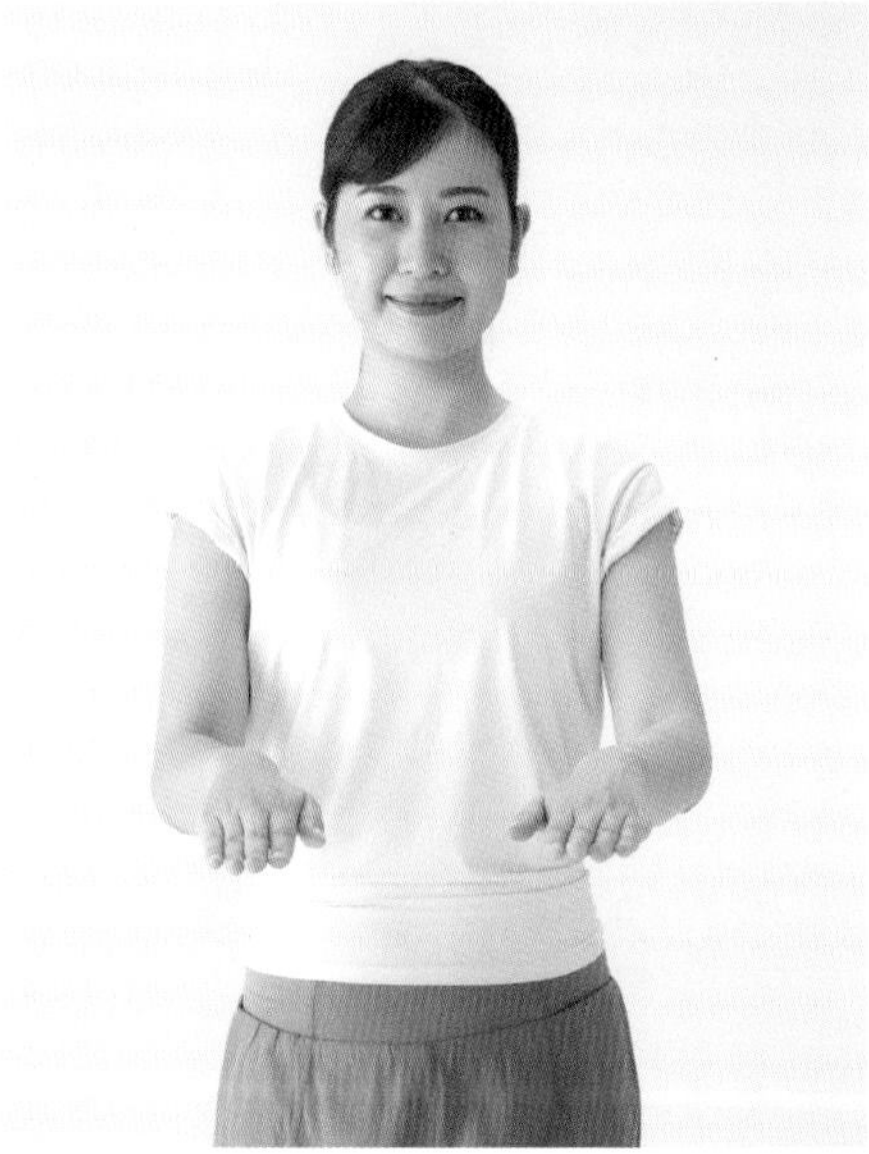

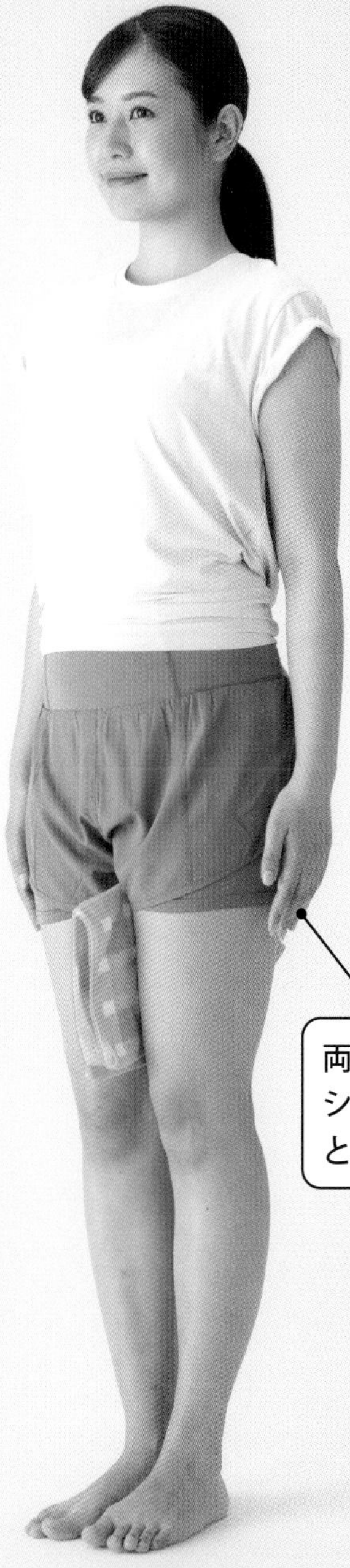
両手を基本ポジションにして行うと、さらに効果的。

3

フェイスタオルを腿の間にはさみます。
フェイスタオルをはさんだまま、歩きます。

超簡単でもすごく効く 膝伸ばしで歩く力がアップ

「膝伸ばし」は、椅子や台の上にポンと足を乗せて、膝を押すだけ。それだけで膝裏、腿の裏、お尻、ふくらはぎ、アキレス腱が伸びます。私にとっては初級の初級みたいなレベルですが、80代の方に「私にはこれがちょうど良い。いちばん効くの」と言われたときには、勉強させていただいたと思いました。足が軽くなり、誰かに押されているように歩けるとのこと。

60代の方は「だんだん自分の体の声がわかってきたので面白い、このストレッチ。右肩が下がってきた。左肩が下がってきた。姿勢がいつの間にかきれいになっている。今まで背中が張っていたのに張らなくなってきた」と大変喜んでもらえました。

体と仲良くなる、体の声を聞く、その入り口としては、膝伸ばしのような誰でもできるレベルのものでいいと思うのです。いつまでも元気に歩ける土台づくりができます。

● お尻～脚の背面のストレッチ効果。
● 歩行力を高めます。
● 健脚の土台をつくります。

<<< ドリル2－4へ

ドリル2－4

膝伸ばし

1 片足を椅子の上などに乗せます。

2 同じ側の手の親指と小指で膝のお皿の横を押さえます。

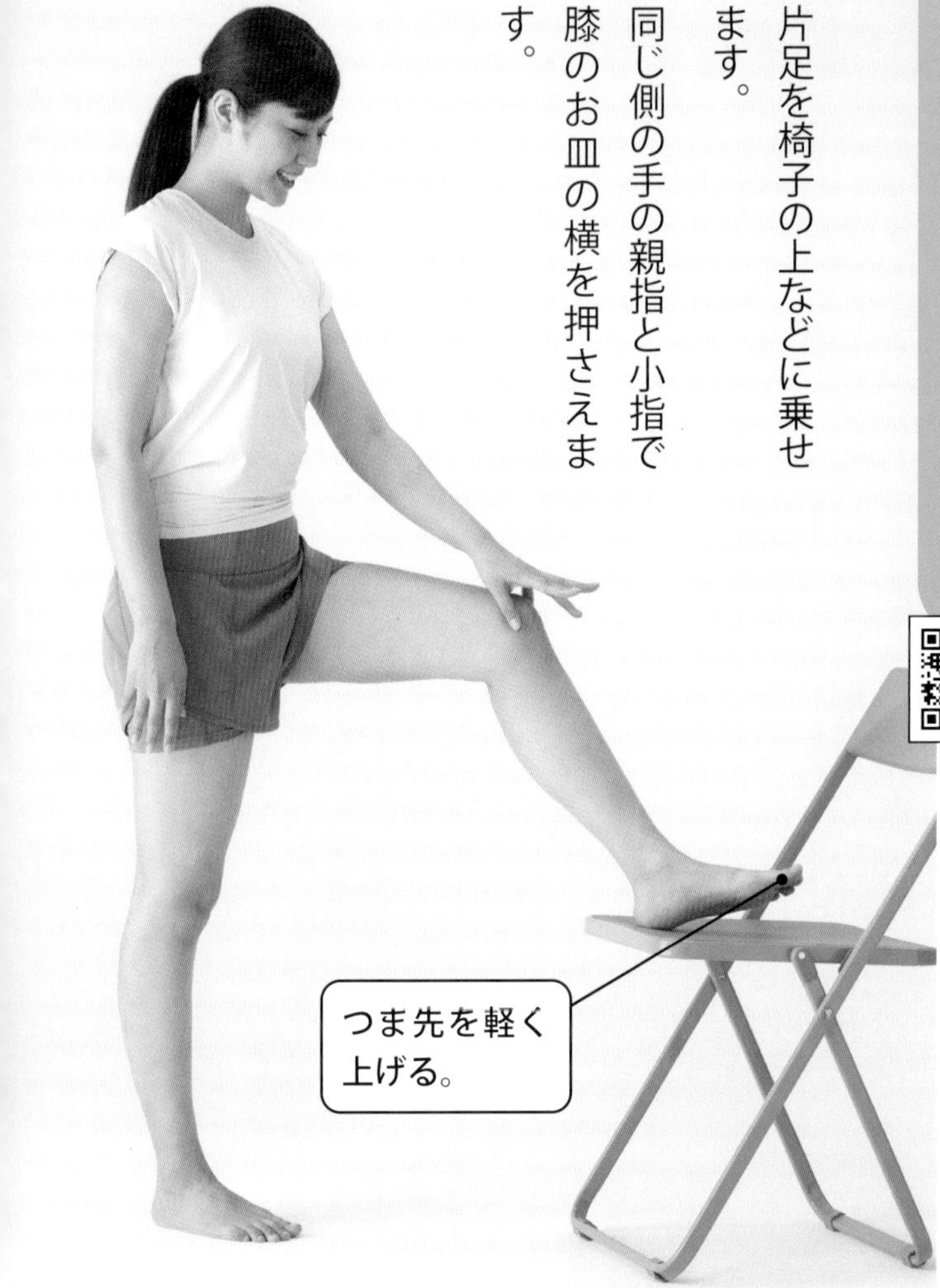

3 膝を上から下に押します。

4 足を替えて同じように行います。

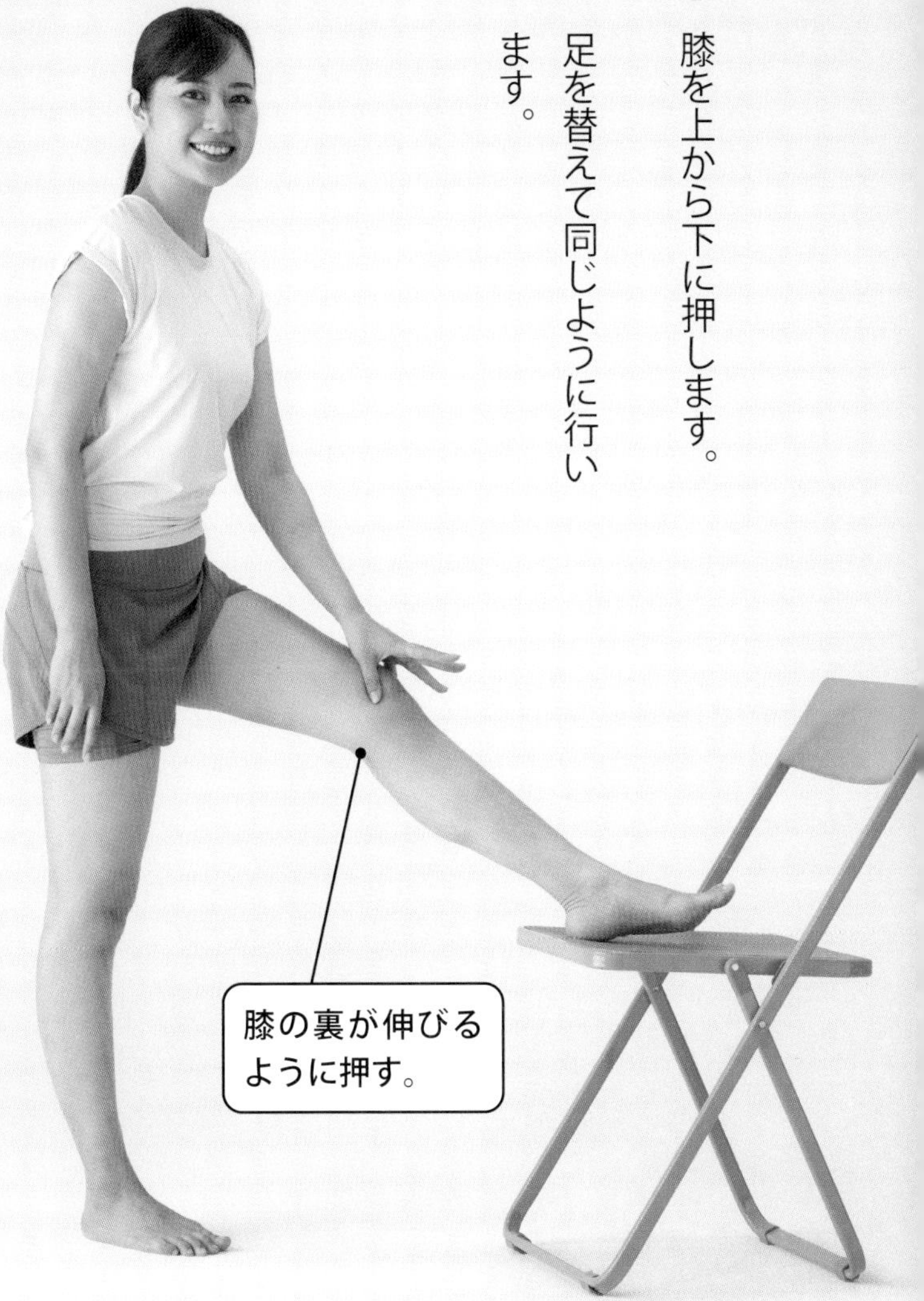

烏口《うこう》突起をほぐして首・肩・背中のこりを緩和

鎖骨を外側になぞっていくと、鎖骨の下に少し出っ張った骨が見つかります。トリ（カラス）のくちばしのような形をしているので烏口突起と呼んでいます。そこに人差し指と中指をあてがってグルグルとほぐしましょう。肩関節が緩んで、首や肩、背中のこりが取れてきます。

烏口突起をほぐしてから「手首肩甲骨ストレッチ」（124ページ）を行うと、効果倍増。首・肩こりが楽になったという方が大勢います。肩、背中がリラックスしたところで、さらに「手首背伸び」（128ページ）

を行うと、背骨のリセットにもなります。

スマホを持ったり、ものを書いたり、右利きの人はどうしても右肩が前に、左利きの人は左肩が前に出ます。実はみなさん、巻肩になっています。

烏口突起ほぐしをお勧めします。

- 肩周辺のこりをやわらげます。
- 背骨のアーチを正しくリセット。
- 体幹のインナーマッスルを活性化。

<<< ケア③へ

ケア③
烏《う》口《こう》突起ほぐし

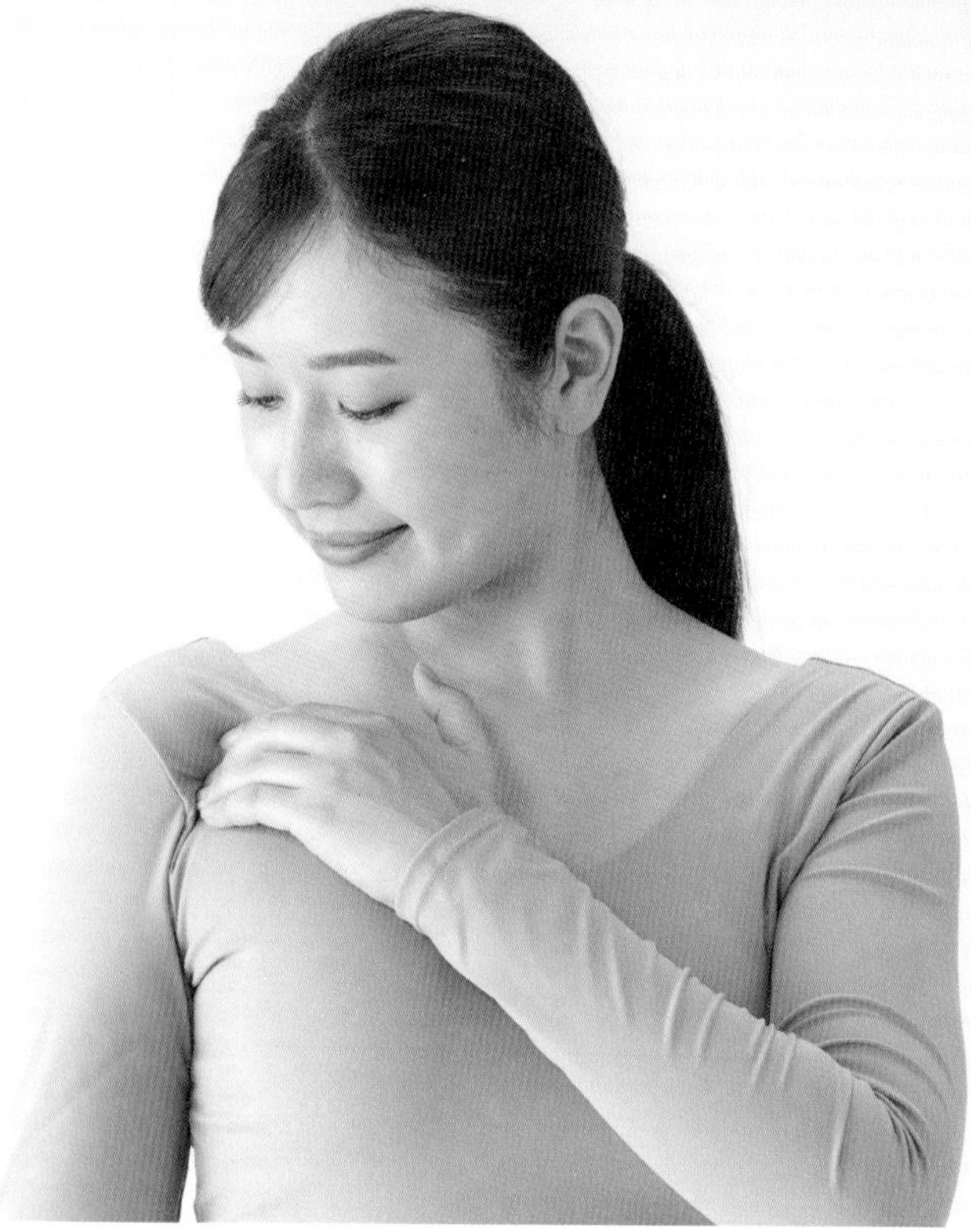

1 鎖骨に指先を軽くあて、外側へなぞります。

2 鎖骨外側の下にある烏口突起（骨の出っ張り）に触れます。

3 烏口突起に人差し指と中指をあて、回しながらほぐします。

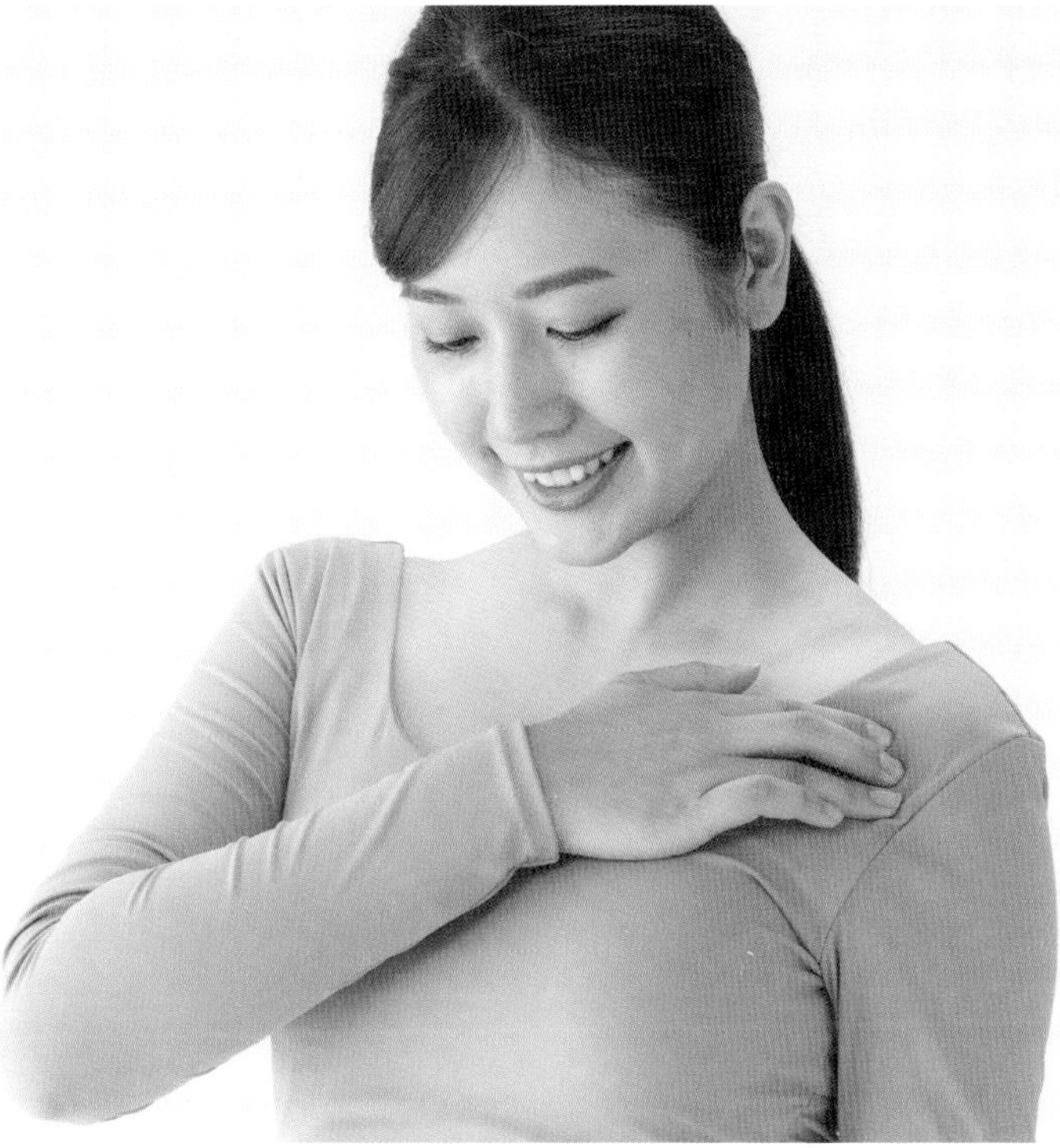

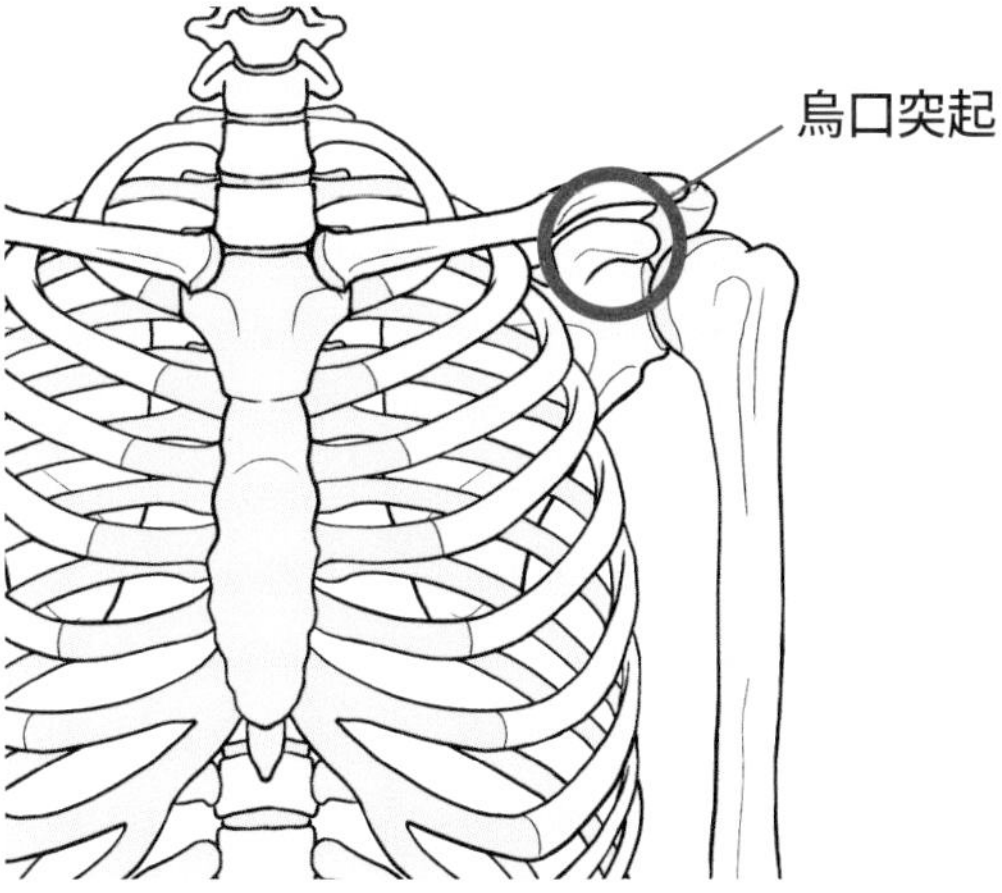
烏口突起

肩甲骨をほぐして動きをスムーズに、肩の痛みもやわらぐ

「手首肩甲骨ストレッチ」（124ページ）は首や肩、背中の痛みをやわらげるメソッドとして特にお勧めしているストレッチ法です。この本では、特別にその進化形バージョン（125ページ）をご紹介しましょう。

従来の基本形では、右肘を90度に構え、基本ポジション（76ページ）にして、その手首のグリグリを左手の親指・小指で押さえ、右腕を後方に引きます。進化形では左手も基本ポジションにして、右手首の小指側（次に親指側）にクロスさせるだけ。そのまま右腕を後ろに引きます。

基本形の場合、真面目な方は、左手に力を入れて右手首をつかもうとしがちです。そのため、腕が緊張してしまい、十分に後ろに引けない方がたくさんいます。進化形なら、右手首に軽く刺激を入れているだけですから、楽に引くことができ、可動域も広がります。

●肩を正しい位置にリセットします。
●首、肩、背中のこりや痛みをやわらげます。
●体幹のインナーマッスルを鍛えます。

＜＜＜ ドリル3－1へ

ドリル3－1

手首肩甲骨ストレッチ

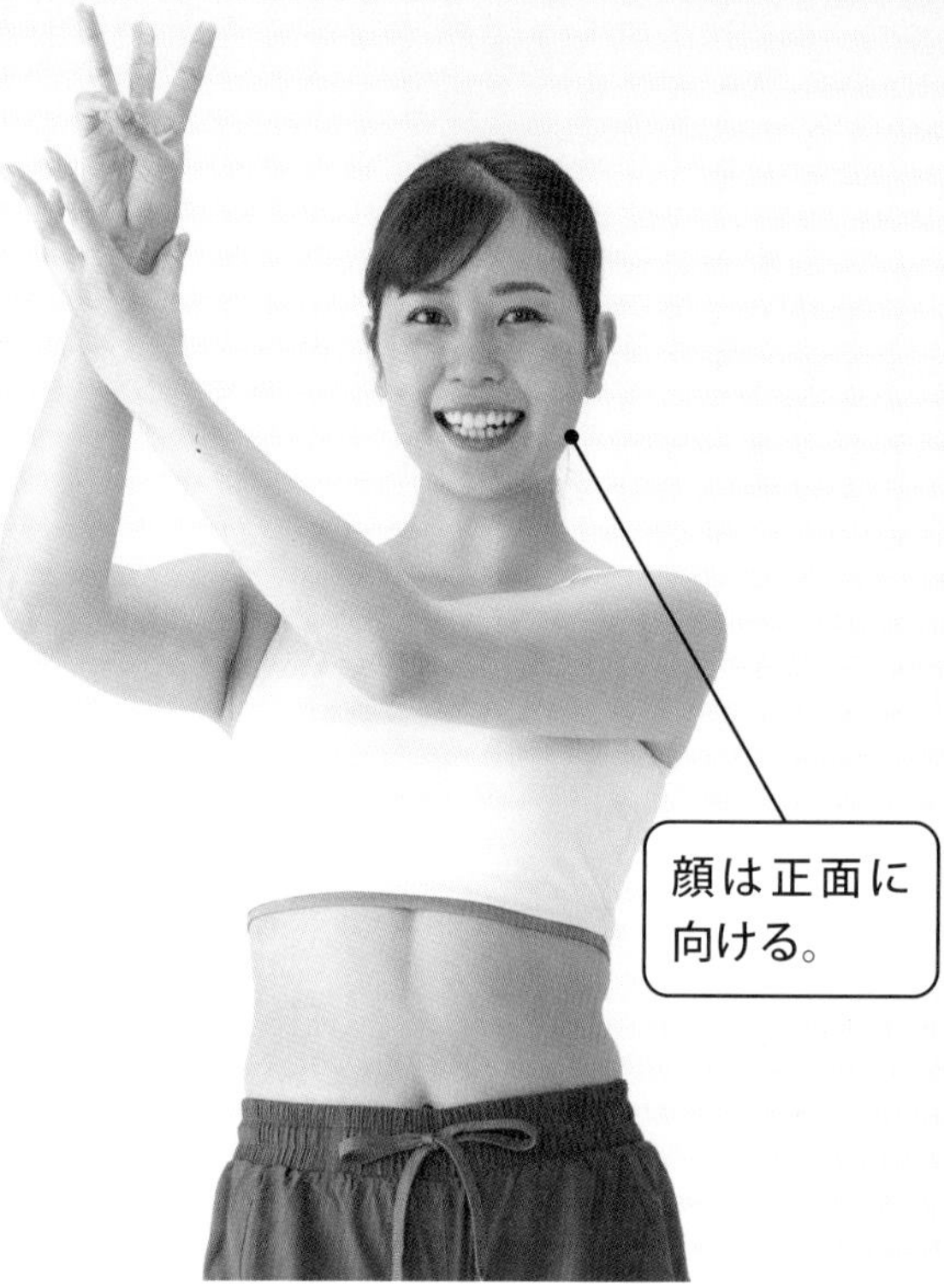

1 右手を基本ポジション（76ページ）に、右肘を90度くらいに保ちます。

2 左手の親指と小指で右手首のグリグリを押さえます。

3 右肘を後方へ引き、元の位置へ戻します。

4 左腕も同じように行います。

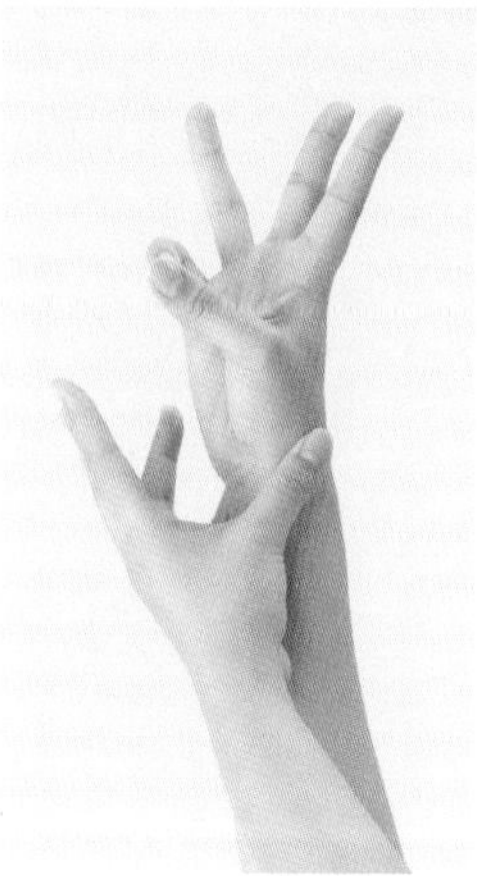

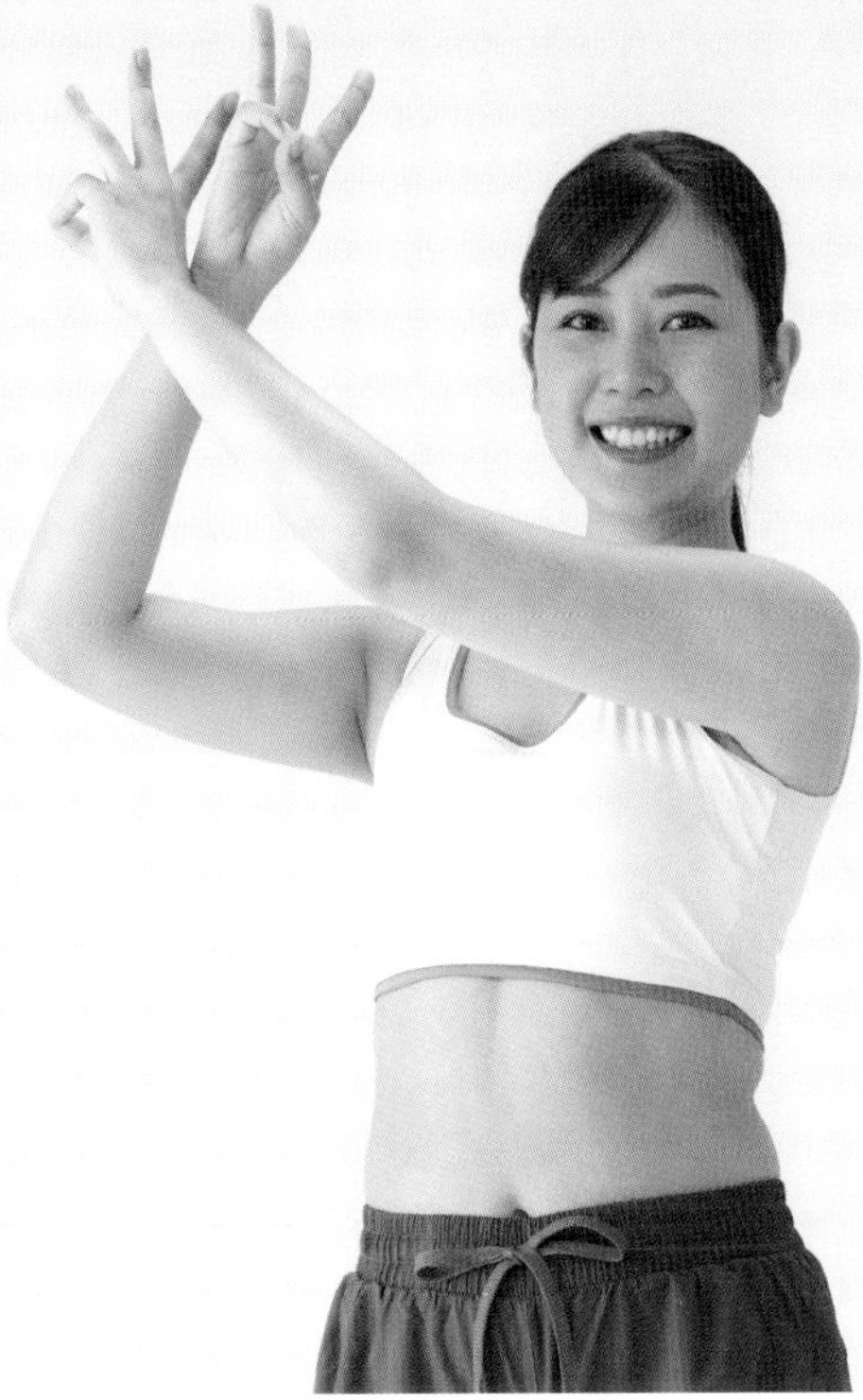

クロス・バージョン

1 両手を基本ポジションに、右肘を90度くらいに保ちます。

2 左手首を右手首の小指側にあてます。

3 そのまま右肘を後方へ引き、元の位置へ戻します。

4 次は親指側で行います。左手も同じように行います。

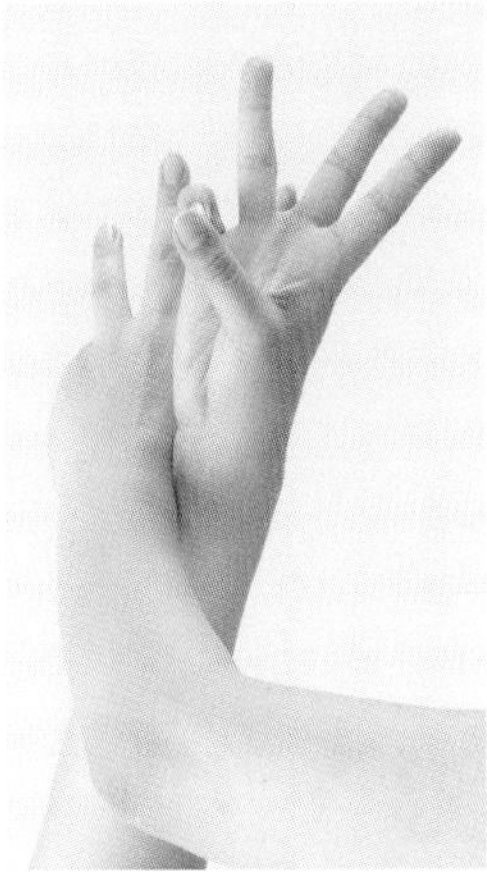

背伸びを体幹トレーニングにバージョンアップ

「ウーッ」と背伸びしたくなる瞬間、ありますよね。でもその背伸び、ダメダメ！

普通の背伸びは、手首や肘、肩の関節をグッと伸ばしているだけ。背骨は伸びていません。背伸びの後に腕が回らなくなったり、前屈したときに腰が痛くなったりすることもあります。

でも、「背伸びがしたい」は、「ほぐして！」という体からの合図。骨ストレッチの「手首背伸び」（128ページ）で思う存分、背骨を伸ばしましょう。

立っても座っても、どちらでもできます。脚の力を使って伸ばせる立位に比べて、座位では体幹のインナーマッスルをより働かせることになるので、座位の方が効果は高め。腕が上がりにくい方には、肘に片手をあてがう肘バージョンがお勧めです。

●背骨のアーチを蘇らせ、姿勢を改善。
●ウエストを引き締めます。
●腸の働きをよくします。

ドリル3－2へ

ドリル3－2

手首背伸び　クロス・バージョン

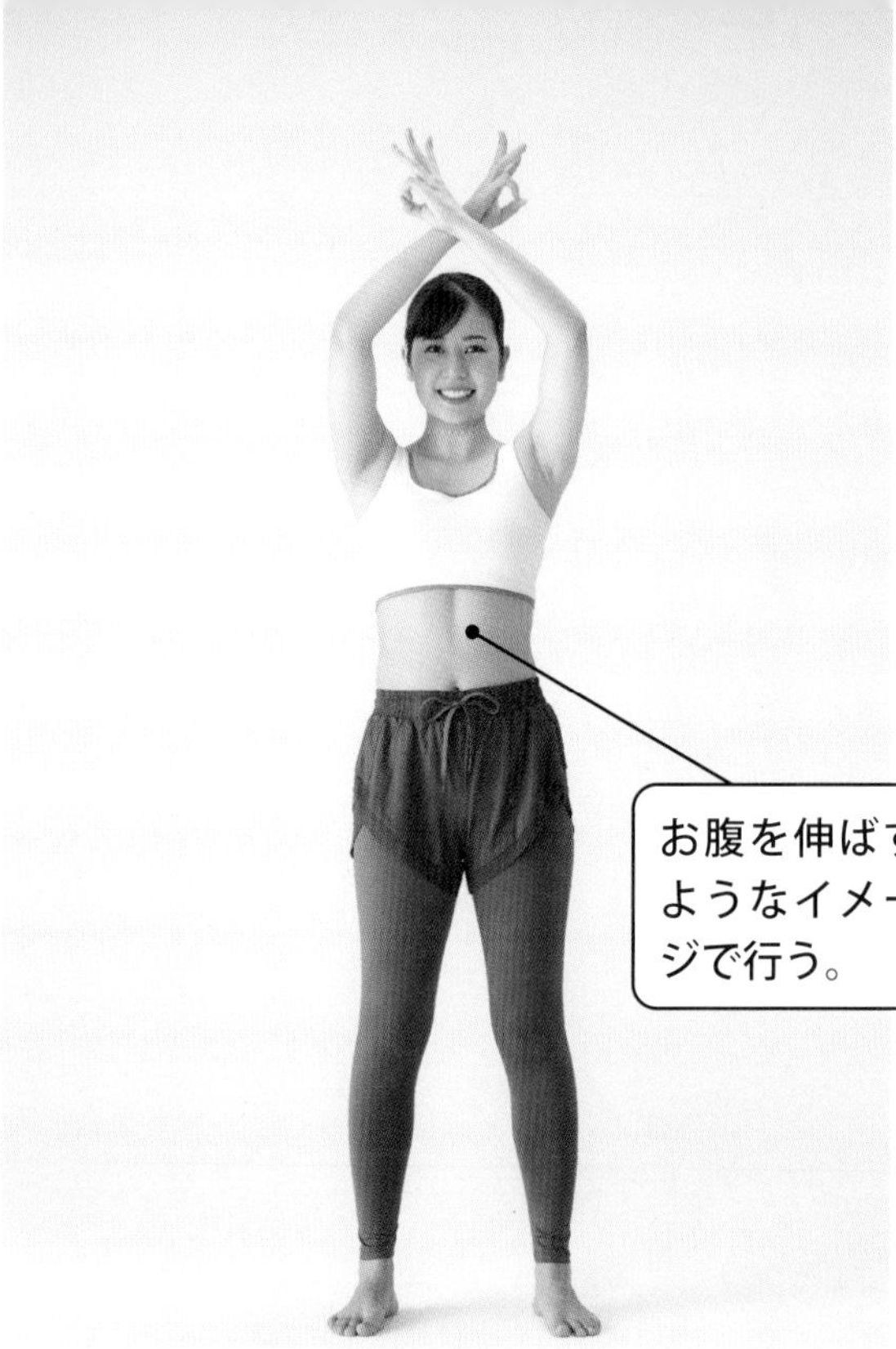

1 両手を基本ポジション（76ページ）にします。

2 両手を上げ、手首の骨があたるようにクロスさせます。

3 伸び上がり、元の位置に戻ります。
クロスさせた手を替えて両方行います。

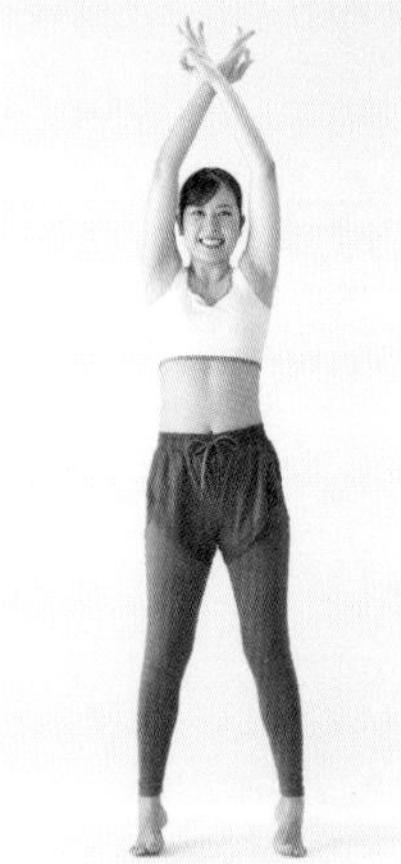

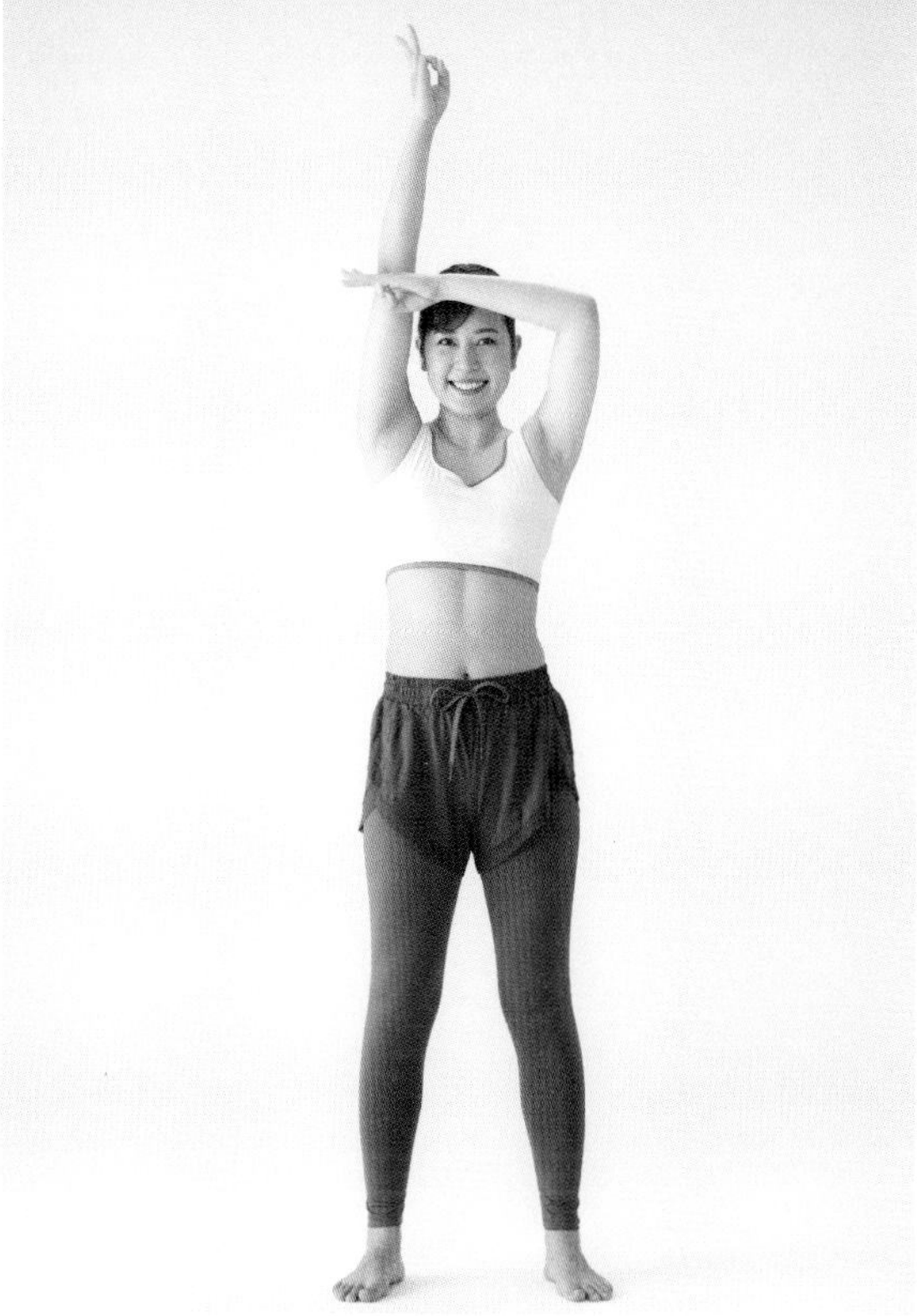

肘バージョン

本書掲載のみで動画はありません。

1 両手を基本ポジションにします。

2 右肘に左手首をあてます。伸び上がり、元の位置に戻ります。

3 クロスさせた手を替えて両方行います。

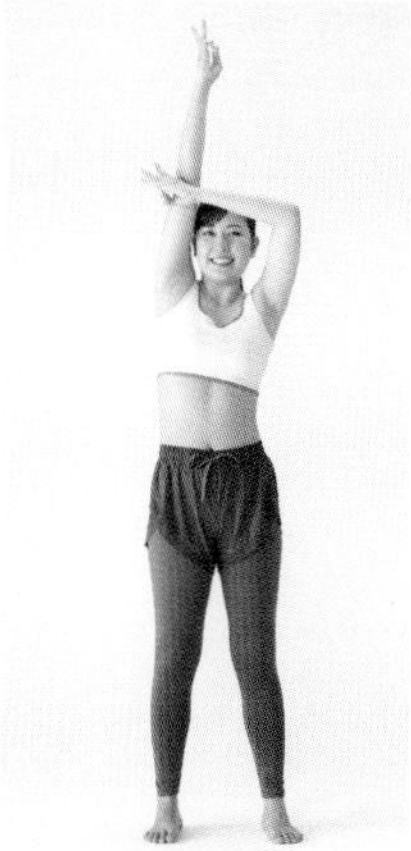

マグロの身を削り取るように胸周りのこりを取る

肋骨周りの筋肉をほぐすメソッドに「マグロの中落ち」というユニークな名前をつけました。ほぐすことで自然に胸（胸郭）が広がり、空氣をたくさん吸えるようになります。また、肋骨周りがほぐれると、腕を後方に持っていく動きが楽になり、

全身の連動性も高まる

また、肋骨周りがほぐれると、腕を後方に持っていく動きが楽になり、全身の連動性も高まります。

腕を前へ押し出す動作の時も体幹の力を最大限活かすことができるので、野球のピッチングが速まる、バッティングの飛距離が伸びる、テニスのサーブの威力が増すなど、スポーツ選手にも非常に喜ばれます。

●深呼吸しやすくなります。

●猫背改善に効果があります。

●腰痛、膝痛、首肩こりのリスク減。

ケア④へ

ケア④

マグロの中落ち

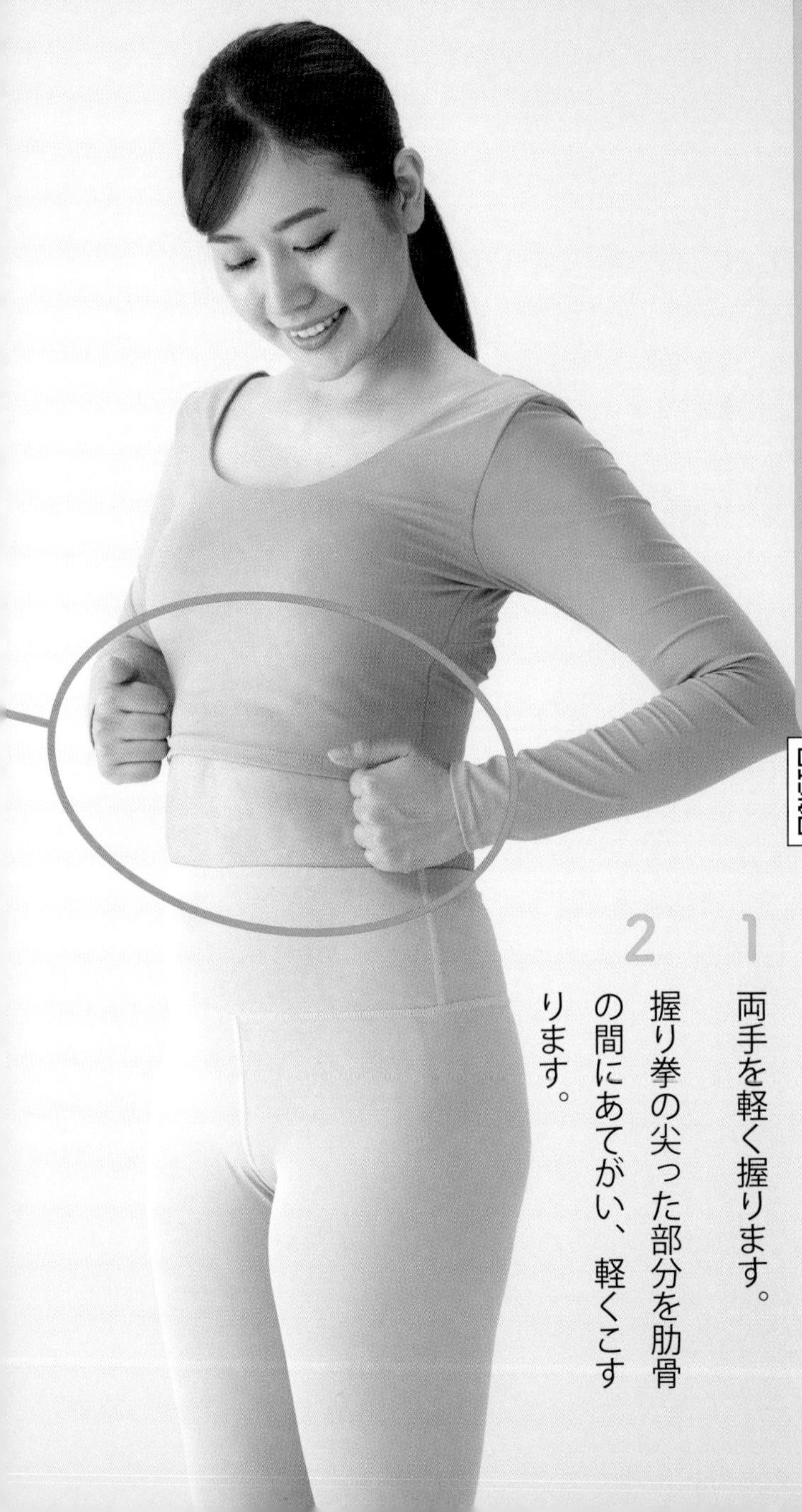

1 両手を軽く握ります。

2 握り拳の尖った部分を肋骨の間にあてがい、軽くこすります。

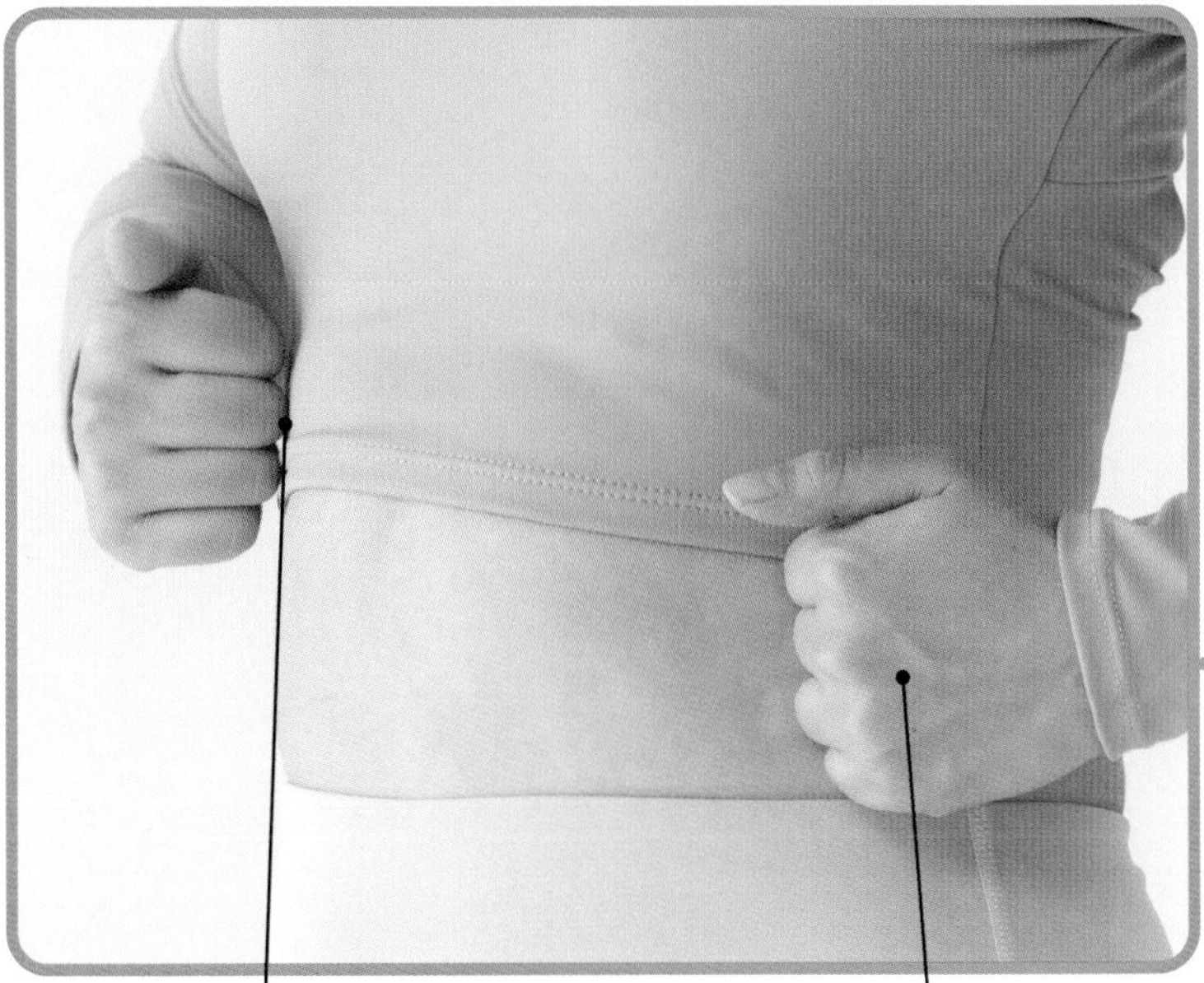

第２関節の尖った
部分をあてる。

軽く圧をかけて
回すのも効果的。

**はじめは痛くても、
コリがやわらげば
痛みは軽減**

「ヨッコラショ」封印は楽に立てるスクワットで

自分の体重を利用する筋トレとして、シニアも実行している人が多いスクワット。一般的なスクワットが「脚」のためだとしたら、骨ストレッチの「手首スクワット」（136ページ）は「体」のため。

一般的なスクワットより、手首スクワットで立つ方がずっと楽です。それは**お尻と腿の裏をしっかり使い、体幹のインナーマッスルも最大限に活用するスクワット**だから。難しく考えなくても、やってみれば、体全体をバランスよく使うコツが自然につかめます。これまでのスクワットにはなかった体へのアプローチ法としてお勧めです。

忘れがちですが、実はお尻の筋肉がエンジンルーム。腿の前ではなく、お尻をまず鍛えないことには良い姿勢も、良い歩き方も長くはできません。体の前に重心をかけるスクワットは、ブレーキ役の腿の前の筋肉を鍛えてしまうので、私はお勧めしません。

手首スクワットは椅子に座った形からスタート。お尻の筋肉をしっかり使って立ち上がります。肘を押すバージョンでは、その力が利用できるので、立ち上がるのが一層楽になります。それに対して、一般的なスクワットで立ち上がるのはしんどい…。腰を落とす、立ち上がるを繰り返すうちに、膝関節や股関節に余計な負担をかけてしまうことになります。

足腰を鍛えるためのはずが、余計に猫背になり、腿の前のブレーキが強くなるから、杖をつく歩き方に…。

日常生活でも、シニアの多くは前屈みになり、「ヨッコラショ」と腿の前を使って立つから、結局それで腿の前や股関節、腰も固まります。バスの座席から立つ、電車のシートから立つ、会社の椅子から立つ。結構な回数、やっていますよね。この掛け声（心の内だとしても）。

「ヨッコラショ」

そのときにちょっと立ち方を意識するだけで、関節や筋肉への負担がやわらぎます。何気ない日常動作から、実は膝痛、腰痛、首・肩こりが生まれていることを知って欲しいのです。

「こんな簡単にスクワットができて、誰かに押されているようにすーっと歩けるのは嬉しい」と手首スクワットの評判は上々です。

これ以上、関節に負担はかけたくないですよね。各関節が生き生きと働ける環境づくりは、どこか一部の筋肉を鍛えることではなくて、骨が楽に動くことなのです。

●お尻の筋肉が鍛えられます。
●歩きやすくなります。
●ヒップアップ効果。

＜＜＜ドリル4へ

ドリル4

手首スクワット

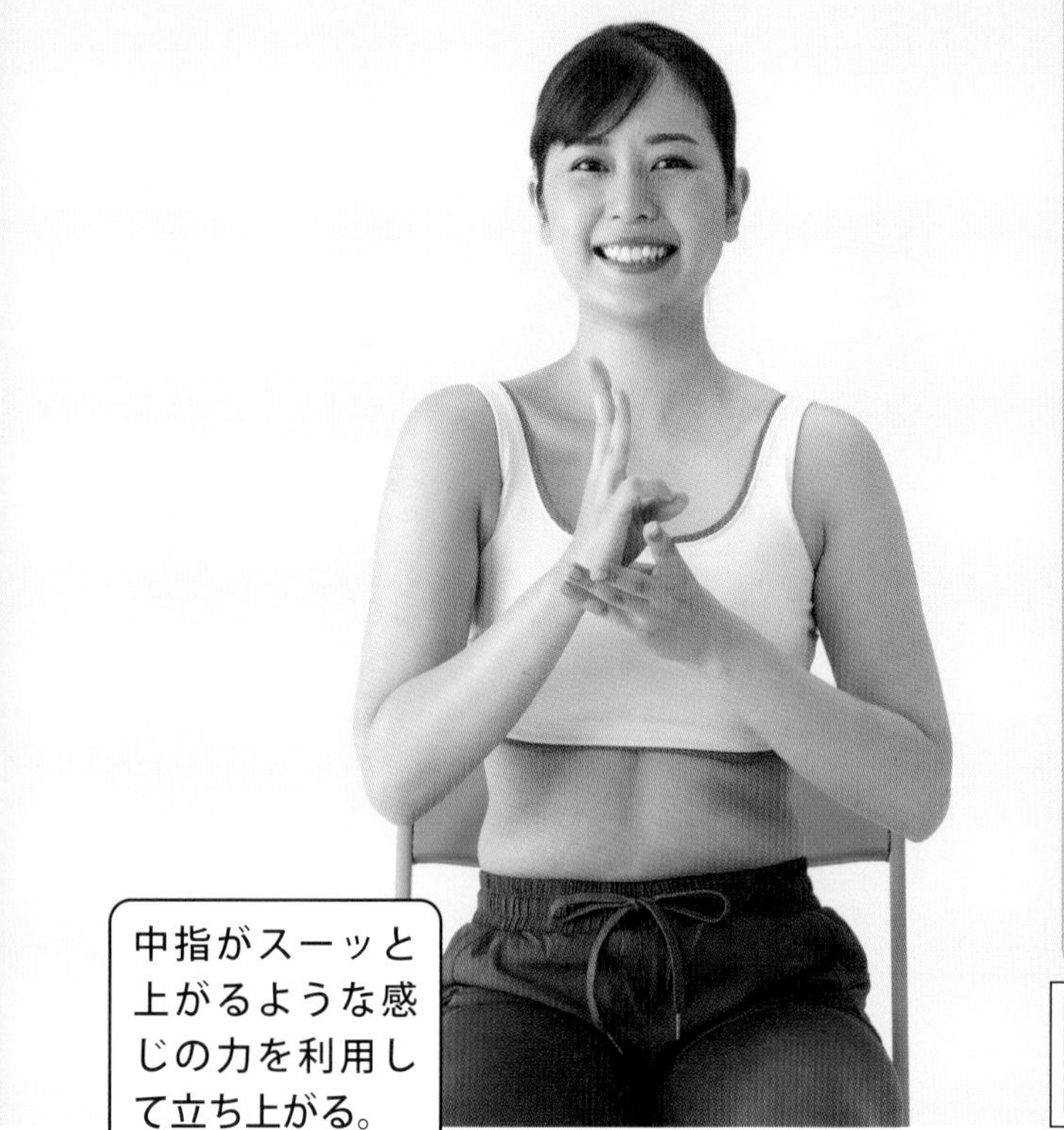

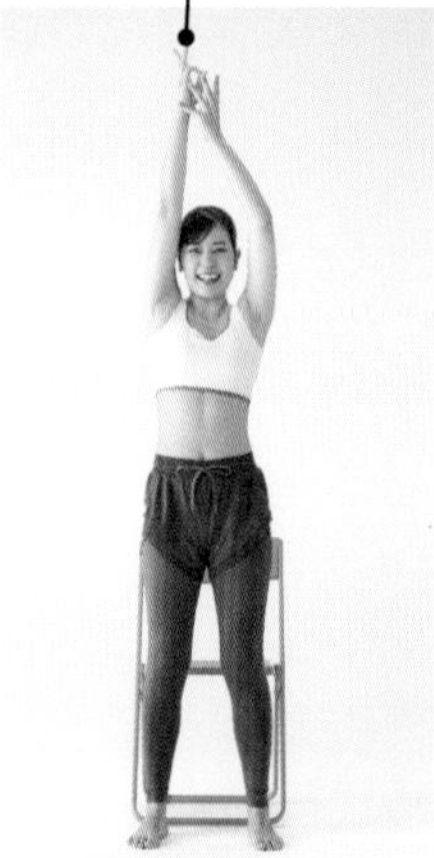
中指がスーッと上がるような感じの力を利用して立ち上がる。

1 右手を基本ポジション（76ページ）にします。

2 左手の親指と小指で右手首のグリグリを持ちます。

3 イスから立ち上がり、元の位置に戻ります。

左手も同じように行います。

肘バージョン

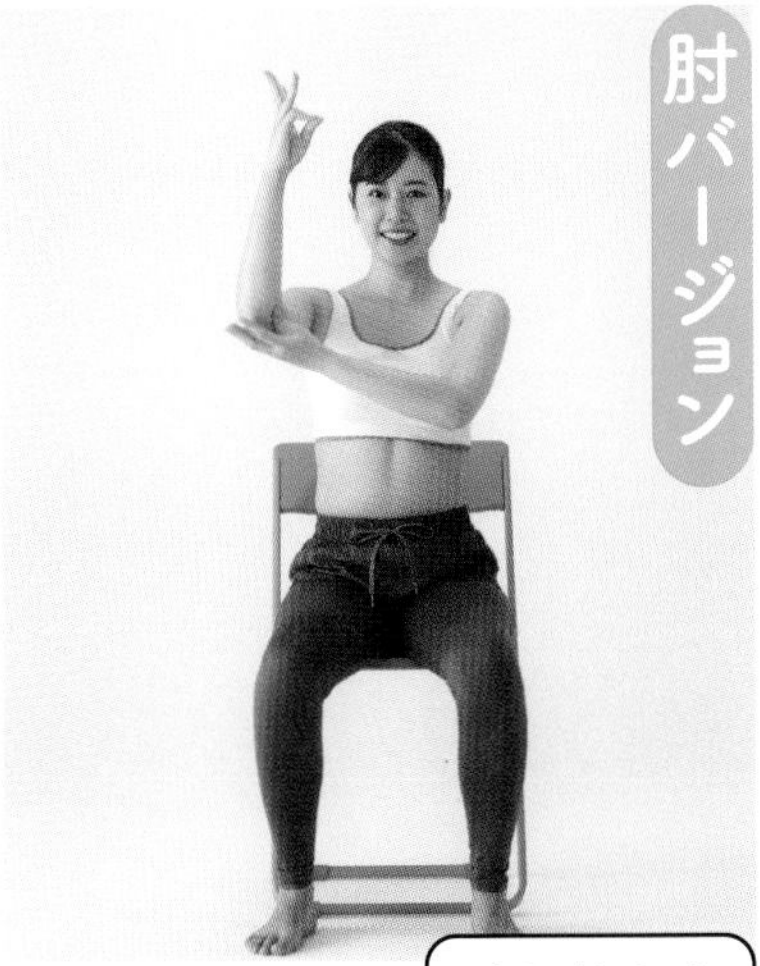

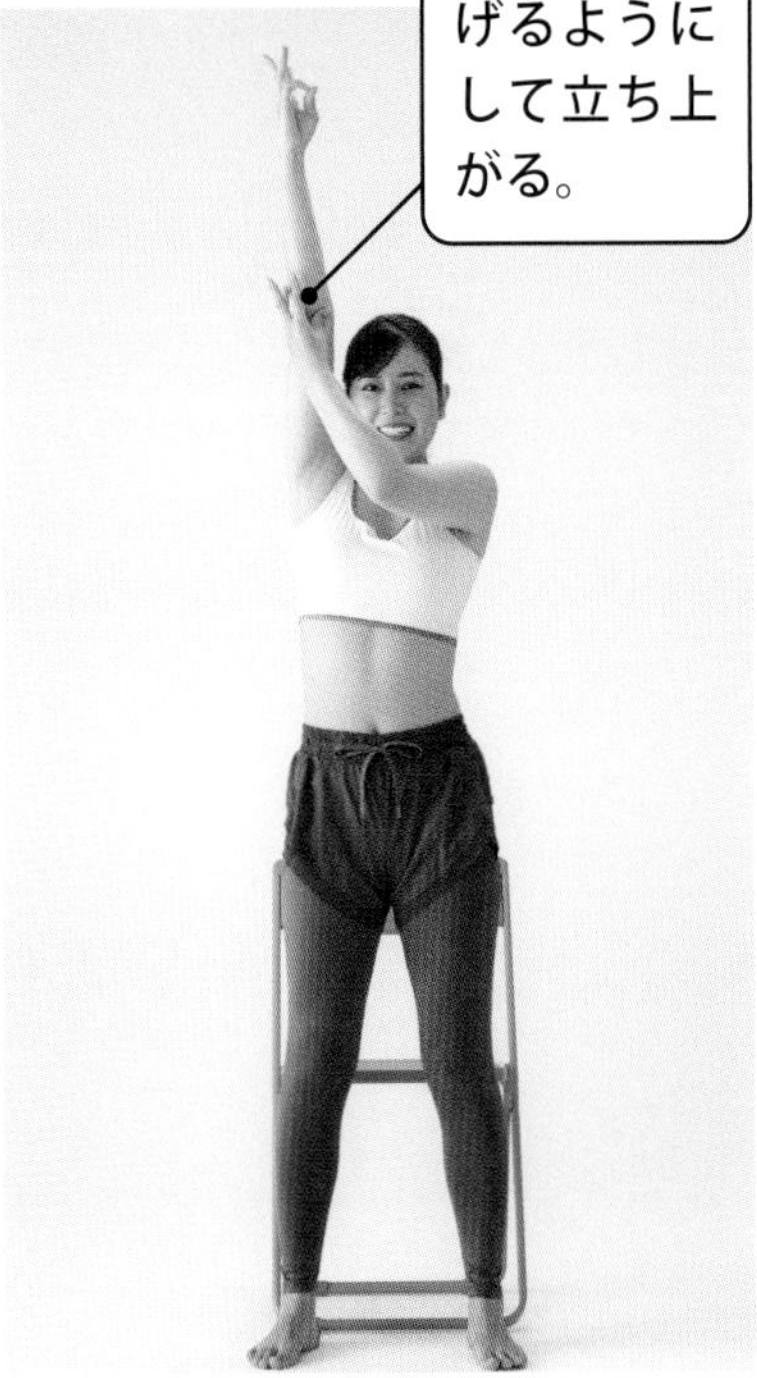

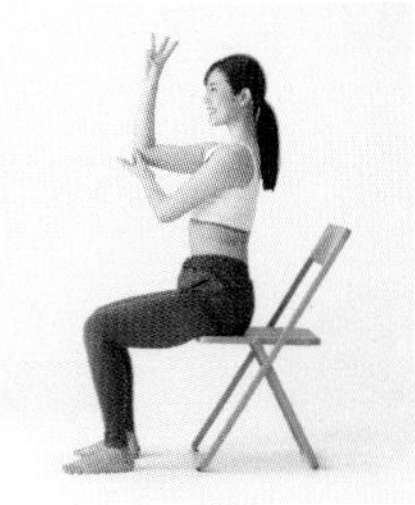

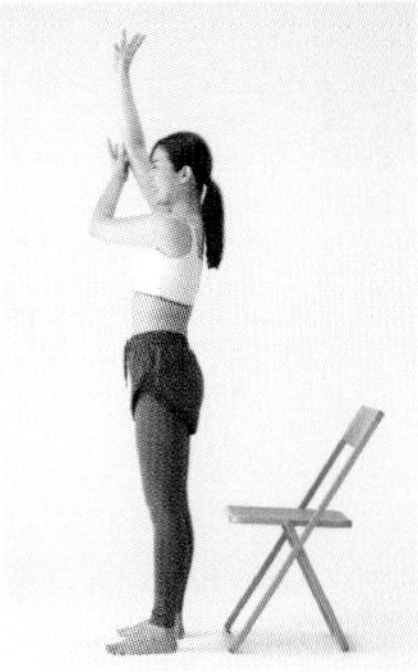

1 右手を基本ポジションにします。

2 左手の親指と小指で右肘を持ちます。

3 イスから立ち上がり、元の位置に戻ります。

左手も同じように行います。

できないのではなく、やり方を知らなかっただけ！

骨ストレッチ講習会にお見えになる方の中にスポーツや武道を指導するコーチや先生方がいらっしゃいます。皆さん口をそろえて「もっと早く知りたかった」と感慨深いお顔をしながらお話してくれます。また、ご高齢の方にも同じことを仰っていただきます。

昔の日本人は「骨」を巧みに使うことが上手でした。畑仕事、薪割り、水汲み、風呂炊きなど1日中、体を動かさなければなりません。いかに疲れないように効率よく体を使うかということを自然と身に付けていったと思います。

現代は文明の利器のお陰で機械がいろいろな作業をしてくれて、普段の生活の中では力仕事をする場面が少なくなりました。また、戦後、西洋文化が入ってきてからは筋肉ばかりに目を向けてしまい、効率よく体を動かすことからますます遠ざかり、忘れてしまっているように思います。

もし、私たちが昔の人のような生活をしたらどうなるでしょうか？　井戸から水を汲み上げる作業だけで疲れ切っているかもしれません。きっと…ご先祖さまから、〝この役立たずめ～〟とお叱りを受けますすね！

体の「芯」にある「骨」が「動」くことで「体」が「整」うことから、骨ストレッチの正式名称は「芯動骨整体」といいます。芯動はひらがなで書くと「しんどう」ですが、日本語の面白いところで、いろいろな「しんどう」の読み方ができます。

真動（まことが動く）、心動（こころが動く）、新動（あたらしく動く）、深動（深い部分が動く）、信動（信じたことが動く）、神動（神が動く）など、挙げたらきりがないですが、骨ストレッチを行うことによって、あなたの体の中のなんらかの「振動」が始まっていくと思います。

最後になりますが、2007年に骨ストレッチを考案して以来、このメソッドを普及させる過程で多くの方のご助力をいただきました。骨ストレッチ認定指導員の金田博子先生、講習会に参加いただいている皆さん、オンラインサロン・骨ストレッチ友の会の皆さんに心から感謝いたします。

また、本書の制作にあたっては新星出版社の富永靖弘社長、制作スタッフの皆さんにお世話になりました。この場を借りて厚く御礼を申し上げます。どうもありがとうございました。

松村《まつむら》 卓《たかし》

著者 **松村　卓**（まつむら　たかし）

1968年生まれ。スポーツケア整体研究所代表。中京大学体育学部体育学科卒業。陸上短距離のスプリンターとして活躍。引退後、怪我が多かった現役時代のトレーニング法を見直し、筋肉ではなく骨の活用法に重点を置いた「骨ストレッチ」を考案。プロスポーツ選手、武道家、音楽家、介護士、保育士など様々な分野の方を指導。また講習会参加者（小学生～80代）に人間のからだの持つ「未知の力」を骨ストレッチを通じて伝える。著書『100歳まで元氣でいるための 寝たままできる骨ストレッチ』『ゆるめる力 骨ストレッチ』（文藝春秋）『「筋肉」よりも「骨」を使え！』（共著：甲野善紀 ディスカバー・トゥエンティワン）など多数。
https://www.sportcare.info

本書の内容に関するお問い合わせは、**書名、発行年月日、該当ページを明記**の上、書面、FAX、お問い合わせフォームにて、当社編集部宛にお送りください。**電話によるお問い合わせはお受けしておりません。**また、本書の範囲を超えるご質問等にもお答えできませんので、あらかじめご了承ください。
　FAX：03－3831－0902
　お問い合わせフォーム：https://www.shin-sei.co.jp/np/contact-form3.html

落丁·乱丁のあった場合は、送料当社負担でお取替えいたします。当社営業部宛にお送りください。

10秒からはじめる『骨ストレッチ』

2024年２月26日　初版発行

著　者　松　村　卓
発行者　富　永　靖　弘
印刷所　萩原印刷株式会社

発行所　東京都台東区 台東２丁目24　株式会社 新星出版社
〒110－0016　☎03(3831)0743

ISBN978-4-405-08231-1